MON FILS, MOI ET
LA DYSTROPHIE MUSCULAIRE

Comment J'ai Amélioré
La Santé Et La Force Musculaire De Mon Fils
Grâce A Trois Méthodes Simples Et Naturelles

Clémentine Ynna

Published by
Inspired Publishing Ltd
27 Old Gloucester Street
London
WC1N 3AX

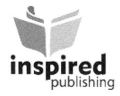

inspired
publishing

Printed in the United Kingdom

ISBN : 978-1-78555-124-6

CLAUSE DE NON-RESPONSABILITÉ

L'auteur de ce document estime qu'une approche naturelle et holistique de la santé et le maintien d'un équilibre dans le corps humain sont d'une extrême importance pour faire l'expérience de l'énergie, de la vitalité et d'une santé dynamique tout au long de la vie.

L'auteur reconnaît qu'au sein des domaines scientifiques et médicaux, il existe des points de vue et des opinions très divergents. Ce matériel est écrit dans le but exprès de partager des informations éducatives et des recherches scientifiques recueillies à partir des études et des expériences de l'auteur, des professionnels de la santé, des scientifiques, des nutritionnistes et des défenseurs de la santé informés.

Aucune des informations contenues dans ce livre n'est destinée à diagnostiquer, prévenir, traiter ou guérir une maladie, ni à prescrire l'une des techniques, matériaux ou concepts présentés comme une forme de traitement pour une maladie ou un problème médical.

Avant de commencer toute pratique liée à la santé, à l'alimentation ou à l'exercice, il est fortement recommandé d'obtenir au préalable le consentement et l'avis d'un professionnel de la santé agréé.

L'auteur n'assume aucune responsabilité pour les choix que vous faites après votre examen des informations contenues dans ce document et votre consultation avec un professionnel de la santé agréé.

REMERCIEMENTS

Un spécial remerciement à Mark, Mira, Dr Raj et mon mari Krasimir qui m'ont soutenu durant cette transformation.

A mon fils Gabrillian, qui j'espère un jour lira ce livre et comprendra qu'il est ma plus grande source d'inspiration.

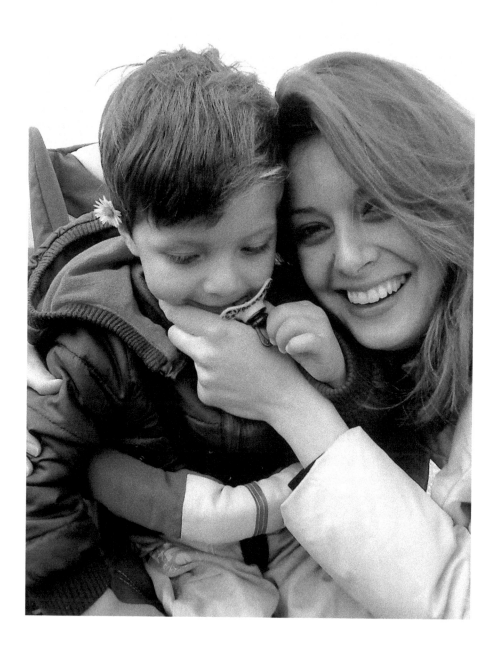

TABLE DES MATIERES

PREFACE

Ce livre raconte les périples que Gabrillian et sa maman Clémentine ont vécu et finalement vaincu.

Est-il possible de changer une anomalie génétique d'un enfant— comme par exemple la maladie SMALED (amyotrophie spinale)— au point où rien de son attitude, physique, mentale ne le trahissent ?

Quand il y a un puissant désir, tout est possible.

Mais vous allez devoir partir pour un voyage, vous allez devoir changer votre identité et bien sûr la transmettre à votre enfant au point qu'aucune de vos cellules ne soit infectées par votre manque d'amour propre, par votre manque de courage, vos peurs de l'inconnu et votre ressentiment contre ce que vous avez pu percevoir d'injuste.

Toute maladie ou déséquilibre commence tout d'abord par une émotion et un manque d'amour pour soi-même et cet amour, cet équilibre, cette paix intérieure vous allez devoir la trouver et la transférer à votre enfant en défiant tous les liens génétiques transférés dans les mailles dysfonctionnelles d'une famille.

Oui, ce livre va vous donner les étapes sur l'alimentation spécifique pour les dystrophies musculaires, les tests et procédures de détoxification, les techniques manuelles et électroniques utilisées, les conseils des experts, les explications des causes primaires de la dystrophie musculaire mais aussi le travail personnel de la maman de Gabrillian sur elle-même et sur Gabrillian pour changer ses pensées liées aux déséquilibres de cette maladie.

Et bien plus que cela, j'espère que vous serez capable d'y lire l'histoire d'une personne qui s'est longtemps crue faible et impuissante au point de se laisser marcher sur les pieds par les autres, de changer son destin et celui de son fils pour celui d'une personne qui prend son courage à deux mains pour son enfant et qui combat toutes ses peurs pour transcrire ses découvertes et guider d'autres familles à leur propre victoire.

INTRODUCTION

***

25 Novembre 2017

Gabrillian et moi avons fait le voyage de Chypre à Londres pour voir Dr Raj, et celui-ci était vraiment impressionné par les progrès de Gabrillian. Sa démarche est tellement différente maintenant—on dirait que ses pieds et ses jambes sont plus alignés avec son corps comparé à la déformation vagus d'auparavant où ses pieds partaient complètement vers l'extérieur. Les neurologues et kinésiologues m'avaient expliqué que c'était la posture qu'il avait trouvée, une sorte de compensation dû à ses atrophies musculaires aux deux quadriceps.

« Maman, regarde-moi ! Regarde-moi ! » crie Gabrillian.

Gabrillian et moi étions dans le parc Pinner, à seulement 10 minutes de la station Northwood Hills, où se trouve le cabinet de Dr Raj. Nous sommes fin Novembre, il fait déjà si froid à Londres que nous portons deux pantalons, deux pulls...

Il est environ quatre heures de l'après-midi et il fait déjà un peu sombre.

Gabrillian court sur un petit sentier longeant le parc, c'est un peu boueux. Je lui rappelle de faire attention à ne pas glisser car nous avons laissé le sac à dos de voyage avec les vêtements de rechange à la maison d'Andrew, notre hôte à Londres.

J'ai trouvé cette location sur AirBnB juste à côté du bâtiment où travaille Dr Raj.

Andrew et son épouse nous ont laissé la clé de leur maison car c'est la deuxième fois que nous venons chez eux et nous entretenons de bonnes relations.

Je regarde Gabrillian. Il marche à présent lentement et je me souviens combien de fois avant il avait l'habitude de tomber en marchant. Auparavant, il avait besoin de courir pour ne pas perdre l'équilibre. Maintenant il n'est tombé qu'une fois et je remarque

que quand il perd l'équilibre, c'est à chaque fois après avoir croisé les jambes par manque de coordination.

Suzanna, sa physiothérapeute m'a dit lors de la dernière session, « Ce n'est pas un manque de force musculaire, il est beaucoup plus fort qu'auparavant... Aujourd'hui, j'ai placé sur chacune de ses jambes un poids de 0.5 kg et il a marché pendant plus de 10 minutes sur le tapis roulant ! »

Suzanna est également très enthousiaste par les performances physiques de Gabrillian et affirme également qu'il est également plus coopératif.

« Gabrillian, allons-y, c'est l'heure » lui rappelai-je.

Après le rendez-vous, je lui promets d'aller manger dans une 'taverna'. C'est un genre de restaurant proposant une cuisine traditionnelle chypriote, et cela fait maintenant un mois qu'il parle d'aller manger dans une taverna pendant notre promenade du soir.

Je l'aperçois courir vers moi. Il utilise maintenant ses muscles quadriceps et plie les genoux... Auparavant, il ne pliait pas les genoux et ne levait pas les cuisses quand il marchait et cela créait beaucoup de tension à ses genoux excessivement tendus.

* * *

Après le rendez-vous avec le Dr Raj, j'ai trouvé un restaurant thaïlandais. J'aperçois sur la porte un petit écriteau indiquant que la maison prend en charge les allergies alimentaires et qu'il est conseillé de demander.

« Bonjour... Nous aimerions manger ici. Aussi, mon fils a des intolérances alimentaires... il ne peut pas manger de gluten, de produits laitiers, de sucre et... est-ce que c'est possible ? »

« Oui bien sûr, que voudriez-vous manger ? »

« Bien. Que suggérez-vous ? Qu'est-ce qu'il reste comme options ? »

Le serveur sourit, il passe en revue tout le menu et regarde ce qu'il pourrait nous offrir. Après quelques essais infructueux, il décide alors de faire un met sur mesure pour Gabrillian : Crevettes avec du riz et des œufs.

Gabrillian est excité, enfin il va manger dans une 'taverna' et on va lui apporter un repas spécialement pour lui.

« Maman, si je mange ça, je vais devenir plus fort... je vais grandir et je vais courir ! »

* * *

Décembre 2017

« Comment va Gabrillian ? » demandais-je à Vassilis, le père de Gabrillian.

« Il a un peu mal à la gorge. Je l'ai amené chez le médecin. Il m'a dit qu'il souffrait de pharyngite et il lui a donné du sirop au miel et au citron, » me répond Vassilis.

« Pfff... ah ben bravo, parce que Gabrillian a des intolérances aux agrumes et au sucre sous toutes ses formes... »

Je boue à l'intérieur. Combien de fois dois-je lui expliquer le régime spécial de Gabrillian...

« Hé Chori, c'est du citron et du miel, c'est bon, c'est plein de vitamines... » me réplique Vassilis.

« Les poissons sont bon aussi pour la santé, mais pas si on a une allergie à l'iode ou s'ils sont plein de mercure... »

« Il n'a pas d'allergies ni d'intolérances, comme tu le dis, je ne crois pas en ce que dit ce médecin... D'ailleurs, il n'est pas médecin. »

Raj Bhachu du centre *Sai Nutrition* à Londres est un naturopathe qui utilise un appareil à Biorésonance pour effectuer des tests de toxicité ou d'allergies alimentaires. La Biorésonance est basée sur les dernières recherches de pointe en biologie moléculaire. La NASA l'a découvert....

« Je ne crois pas en ces conneries, » m'interromps Vassilis.

Je le laisse parler, puis je lui rappelle qu'il doit m'amener Gabrillian à 18 heures ce soir. Cela ne sert à rien que je discute davantage ou que j'essaie d'expliquer ou convaincre quelqu'un qui a déjà sa propre théorie. Je me rappelle que tout est un processus, que ce n'est pas à moi de changer les autres, et que les résultats feront leurs preuves.

* * *

CHAPITRE 1

La Naissance de Gabrillian

16 Août 2012

La césarienne était prévue à 7h du matin. Je n'ai pas dormi de la nuit.

"Aaaahhhh… !"

La nouvelle maman à côté de moi avait crié et s'était plainte pendant toute la nuit… C'était l'une de ces immenses chambres avec plusieurs lits côte à côte avec seulement un épais rideau vert qui protégeait votre vie privée…

Je pouvais tout entendre et tous les scénarios possibles et imaginables m'ont traversé la tête cette nuit-là.

« Les docteurs l'ont recousue pendant qu'elle était réveillée, l'épidurale n'avait pas duré assez longtemps », me dit mon partenaire, Vassilis, à propos de la femme d'à côté.

J'étais tellement stressée et effrayée…

« C'est possible ça ?!!! » m'écriais-je.

Je me rappelle alors toutes les histoires que j'ai entendues à propos des hôpitaux de Chypre et je suis loin d'être rassurée.

Maintenant, j'entends le bruit de leur lit d'hôpital, le crissement des roues… ils viennent me chercher pour me conduire au bloc opératoire. Je pleure déjà.

Ils me descendent dans une salle blanche pour la chirurgie…

« Assieds-toi s'il te plaît ! », s'énerve l'anesthésiste.

Comment puis-je m'asseoir droit, les infirmières m'ont attaquée ce matin pour me placer un cathéter à urine ! Encore une erreur ! Je suis à bout de patience.

Finalement, l'anesthésiste—après maints essais—me fait mon injection et désormais ils m'allongent sur un lit en métal et m'attache.

Je commence à paniquer… mon cœur bat très vite, je sens que je ne peux pas respirer et en même temps j'ai la nausée.

Ils commencent l'opération… Oh mon Dieu, quand je regarde en haut, je m'aperçois que les lampes miroitent la scène, je peux voir toute l'opération… Urrgh, je veux vomir…

Ils soulèvent mon bébé dans les airs et je l'aperçois enfin, seulement je n'entends pas les cris de Gabrillian. Finalement, ils le rapprochent de ma tête… et puis «*ouinnn*…. !»

Je fonds dès le premier regard.

* * *

Quelques heures après

« Il y'a quelque chose qui ne va pas ? Pourquoi ils n'amènent pas le bébé ? Vous me le diriez si quelque chose ne va pas ? »

J'étais complètement paniquée, Vassilis et sa famille m'ont réassurée.

« Gabrillian est parfait, il est sous les lampes. »

Il est 15 heures, et je ne tiens toujours pas mon bébé dans mes bras…

À 17 heures, les infirmières apportent enfin un petit lit de maternité avec ce minuscule bébé. Je suis tellement heureuse et il ouvre déjà les yeux. Une belle histoire d'amour commence…

* * *

28 Octobre 2012

« Je pense que mon bébé a un problème, ce n'est pas normal… Il ne dort pas la journée et toute la nuit, il pleure sans cesse. » Le Docteur Marios me regarde, je vois bien que son sourire et sa certitude commencent à s'effacer. C'est la troisième fois en une semaine que je viens à la clinique Blue Cross à Paphos pour expliquer mes inquiétudes.

« Êtes-vous prête ? » me demande-t-il tout content de sa nouvelle démarche en me tendant un nouveau lait à essayer. C'est probablement un lait en poudre apporté par l'une de ces commerciales qui, chaque fois, nous interrompait pour proposer de nouveaux échantillons, de nouveaux médicaments… Je ne me sens pas plus rassurée et je regarde son bureau d'un air vide et absent, le bureau est recouvert d'échantillons pharmaceutiques.

* * *

Premier voyage en France. Gabrillian a 3 mois

Je ne pouvais plus supporter encore des médecins à Chypre qui m'envoient à droite à gauche sans me donner la moindre explication et qui me considèrent comme une mère trop soucieuse, ennuyeuse et qui s'invente des histoires ! J'étais à bout !

Après avoir discuté avec mes parents, j'ai pris une décision. Je prépare pour mon voyage en France.

* * *

« Va te coucher tout de suite ! C'est quand la dernière fois que tu as passé une bonne nuit de sommeil ?! »

Ma mère me regarde, elle n'arrive pas à croire à quel point j'étais fatiguée.

J'ai voyagé seule avec mon bébé de 3 mois toute la journée. J'arrive enfin chez moi, en France. Il est 23 heures… Il fait si froid en France, comparé à la Chypre. C'est le mois de Novembre.

* * *

Un jour après, à l'hôpital "Mère et Enfant", à Lyon.

« Vous avez de la chance, Mme Ynna, vous êtes bien tombée ! Je suis pédiatre spécialisé en gastroentérologie. Votre fils souffre d'œsophagite. C'est une inflammation de l'œsophage. Je vais lui prescrire de l'Inexium, c'est un médicament que les médecins prescrivent habituellement pour le traitement des ulcères d'estomac, mais à petites doses il sera guéri dans environ 8 jours. J'écrirai également une lettre à l'une de mes collègues, elle est allergologue. Il est conseillé de vérifier si le petit a des allergies aux produits laitiers. »

Je suis tellement soulagée. Gabrillian cessera enfin de pleurer jour et nuit.

Nous sommes venus avec ma mère à l'hôpital *Mères et Enfants* de Lyon. C'est à environ une heure de route de la maison de mes parents.

Dès mon arrivée, mes parents ont remarqué le comportement étrange de Gabrillian et le lendemain ma mère a insisté pour que nous emmenions Gabrillian tout de suite à l'hôpital !

Plus tard, nous nous sommes rendus chez la collègue allergologue. Cependant, elle ne trouva pas d'allergie au lactose, aussi elle mentionna qu'il y avait des possibilités que le test ne montre pas les intolérances. Elle souhaite me prescrire un lait spécial pour les intolérances au lactose, cependant elle ne sait pas si je vais pouvoir le trouver à Chypre et elle m'explique que le prix de ce lait est si élevé que je serai éventuellement contrainte de 'ne me nourrir que de pommes de terre'…

* * *

Février 2013

Il y a quelques mois, nous avons décidé d'aller vivre en France. Nous avons tout emballé. Nos meubles, nos vêtements... Ce fut tellement fatiguant, j'ai cru que ce déménagement n'en finirait jamais.

Aujourd'hui, c'était la dernière étape avant notre nouvelle vie dans un autre pays, mon pays, avec ma famille... je suis excitée et aussi très triste.

Vassilis a arrêté la voiture devant la maison de ses parents. Il est très tôt le matin. Sa mère et son père s'approchent de la voiture. Gabrilian est à moitié endormi sur le siège arrière. J'ai le cœur brisé quand je les regarde en vain essayer de retenir leurs larmes. La voisine aussi vient nous dire au revoir, quant à elle, elle ne cache pas sa peine et éclate en sanglots.

Le frère de Vassilis vient s'asseoir devant. Il viendra avec nous à Larnaca et ramènera la voiture. Vassilis démarre la voiture. Je regarde par le pare-brise arrière, les grands-parents nous font des signes au revoir et rentrent rapidement chez eux.

Je sais qu'ils vont fondre en larmes dès qu'ils fermeront la porte.

* * *

Mai 2013

« S'il te plaît, peux tu arrêter avec ces p* de films et aller voir ma sœur pour apprendre le français, et ainsi essayer de trouver un boulot ?! »

Je regarde Vassilis. Il est vautré sur le lit en train de regarder l'écran de son ordinateur. La chambre est en désordre complet. Je n'en peux plus.

Je me demande si ce n'était pas une erreur de venir vivre si vite en France. Vassilis ne peut pas tenir une simple discussion en français et ne se donne pas la peine d'apprendre la langue.

Je comprends bien qu'il soit déprimé. C'est la première fois qu'il quitte son pays, à l'exception d'une semaine passée en Angleterre. Il avait détesté la vie là-bas et ne pouvait pas attendre de revenir à Chypre.
Vivre en France était un choix que nous avions pris ensemble. Il m'a dit, 'Je peux le faire, car tu as aussi décidé de quitter ton pays pour rester avec moi.'
Je ne savais pas que ce serait si difficile pour lui. Cela fait deux mois maintenant que nous vivons dans la maison de mes parents, et il ne se passe pas un jour sans que je me dispute avec mes parents ou avec Vassilis.

* * *

« Ma sœur se marie, je vais à Chypre, » affirme Vassilis.
« Comment ça ?! Nous n'avons pas d'argent pour… »
« Mon père va payer mon billet. »
« Mais on t'a trouvé un entretien d'embauche à Lyon la semaine prochaine… »
« Je ne resterai pas juste pour un entretien, je vais à Chypre. »

* * *

« Maman, je vais chez Martine pour lui faire son massage… Gabrillian dort ! Je serai de retour dans environ deux heures … »
« OK Clémentine, mais ne traine pas, parce que je ne peux rien faire avec Gabrillian et je suis fatiguée. »
Ça va faire maintenant un mois que Vassilis est parti à Chypre. Il y est finalement resté pour essayer de trouver un travail là-bas. Je suis restée chez mes parents avec Gabrillian. Je fais des massages pour les copains, copines de ma mère et aussi les copines des copines…
Gabrillian n'a plus de reflux d'acide, ça s'est bien calmé avec l'Inexium, ainsi que la position assise, et de manger une nourriture consistante l'a beaucoup aidé.

Vassilis nous appelle un soir sur deux. En général on finit par se disputer.

Un soir je craque. On est sur le point de se séparer. Je ne veux plus retourner à Chypre.

Quelques jours après, je vais chercher Vassilis à l'aéroport de St Exupéry. C'est à environ 45 minutes de chez moi. Je décide de lui laisser une nouvelle chance et de tout oublier.

Quelques semaines après je reçois deux offres d'emploi à Chypre et Vassilis me supplie de revenir.

* * *

Retour à Chypre, Février 2014

« Gabrillian, viens ici ! Viens ici mon poussin, » appelais-je mon fils.

Gabrillian est maintenant âgé de 18 mois. Il se tient debout mais tombe sans arrêt. C'est comme s'il n'avait aucun équilibre.

Il vient maintenant vers moi en se tenant à la table du salon pour garder son équilibre.

Comme Gabrillian est mon premier enfant, je n'ai pas d'expérience à propos des normes auxquelles un enfant est supposé marcher, donc je ne me fais pas de souci.

Ma mère et moi avons quand même décidé d'amener Gabrillian chez l'orthopédiste.

Elle vérifie les pieds de Gabrillian et confirme qu'il marche sur le côté et sur ses talons.

« Ne vous inquiétez pas. il y a des enfants qui ne marchent pas avant l'âge de 2 ans, » me dit l'orthopédiste.

Alors, comme elle m'a dit, je ne m'inquiète pas...

* * *

Une myopathie ?

Un jour, la grand-mère de Gabrillian décide de l'amener chez un chirurgien orthopédiste qui venait en visite à Chypre pour offrir ses services.

Il a maintenant deux ans et il tombe encore beaucoup quand il marche.

Il a adopté une façon de marcher avec un certain dandinement que le Dr Ferrero, directeur pédiatrique de l'hôpital de Bourgoin France, nommera plus tard "un déhanchement qui rappelle celui du canard."

L'orthopédiste nous envoie directement voir le Dr Paula Nicolaides, neurologiste pédiatre à Limassol.

* * *

« Gabrillian, viens là tout de suite ! »

Je n'en peux plus de courir après Gabrillian. On a attendu une demi-heure dehors dans la salle d'attente et maintenant il en a marre et se cache sous le bureau du docteur.

« Vous en avez de la chance avec un fils comme ça, » me dit-elle en souriant et je me demande si elle ne se moquait pas de moi. Mais elle semble pourtant sincère.

Dr Paula me parle de "faiblesse musculaire", "membres inférieurs faibles", "hypotonie"...

Je ne m'inquiète toujours pas, pour moi une faiblesse musculaire est un point faible que l'on peut facilement renforcer avec un peu de kinésiologie, des exercices appropriés et peut être un peu de natation...

Puis Dr Paula me tend une lettre de recommandation médicale pour un EMG à l'hôpital américain de Nicosie.

« Un électromyogramme, qu'est-ce que c'est ? »

* * *

« Enlève ce truc de merde de la jambe de mon fils tout de suite !" » s'énerve Vassilis.

Me revoilà dans une situation galère…

Le docteur me demande de détourner l'attention de Gabrillian avec un livre, et Vassilis doit lui tenir les mains… Qu'est-ce qu'ils vont bien vouloir lui faire ?

Et là je vois le docteur arriver avec une grande et grosse aiguille vers la jambe de Gabrillian…

Une autre personne l'aide à tenir sa cuisse.

Je vois les yeux de Gabrillian se tourner vers l'aiguille. Il hurle, il crie…

J'essaie de le distraire, de lui dire que c'est bientôt fini, que ça va aller vite…

Le docteur commence à lui envoyer une décharge électrique dans la jambe… Il est en pleurs, il crie de plus en plus fort…

Je me sens tellement impuissante, je ne sais quoi faire pour le calmer.

Je comprends bien qu'ils n'ont pas vraiment d'expérience avec les enfants. Aussi, il faut que je me ressaisisse car si je m'inquiète, Gabrillian va le sentir et ça ne va certainement pas arranger les choses.

Et là, Vassilis explose, il enlève l'aiguille et commence à insulter les docteurs, il attrape Gabrillian par la main et nous voilà aussitôt sortis de l'enceinte.

Gabrillian était terrorisé par cette expérience. Il répétait à tous les gens qu'il croisait que *le docteur m'a fait la piqure !*

Après cette expérience nous avons décidé que les tests, examens, IRM, biopsie musculaire, etc. seront faits en France…

* * *

Voyage en France, Novembre 2014

Ma sœur a réussi à avoir un rendez-vous avec le directeur pédiatrique de l'hôpital de Bourgoin, Dr Ferrero.

Le pédiatre observe Gabrillian. Il jette des jouets de l'autre côté de la pièce et lui demande de les ramasser et de les lui apporter. Il observe et note la manière dont Gabrillian marche, se baisse, et se redresse.

Gabrillian se baisse difficilement et a besoin d'appuyer ses mains sur les genoux afin de se relever…

Dr Ferrero cherche des réflexes aux genoux et chevilles qu'il ne trouvera pas et demande à Gabrillian d'attraper un objet en hauteur. Gabrillian ne peut l'atteindre car il ne décolle pas du sol. Il ne peut pas sauter.

Plus tard, Dr Ferrero notera dans son compte rendu à sa consœur Dr Manel, neuro-pédiatre de l'hôpital de Lyon : *J'ai reçu le petit Gabrillian … sa démarche rappelle celle d'un canard … signe de Gower positif…*

A la fin de la séance, j'essaye d'en savoir plus sur cette décision de nous envoyer chez un neuro-pédiatre, car le Dr Ferrero ne m'a pas donné son avis.

« Est ce que l'on pourrait envisager de faire avancer les procédures et demander une consultation d'urgence, étant donné que nous repartons pour Chypre dans quelques jours ? »

« Il n'y a pas d'urgence dans le cas de Gabrillian. Je vous conseillerai de vous faire dès maintenant aider. Les parents ont souvent besoin d'un soutien psychologique… »

La voix du pédiatre s'affaiblit. J'ai l'impression d'être dans un mauvais rêve. Je ne comprends pas. Est-ce que le cas de Gabrillian est si grave ? Qu'est-ce que c'est ?

Il ne sait pas, il ne peut pas se prononcer, pourtant je comprends à l'adoucissement de sa voix et son regard compatissant que la santé de Gabrillian est en danger et que la prise d'un médicament ou d'une thérapie adéquate ne résoudrait pas son problème.

Ma mère pleure et parle au docteur.

C'est comme si un film se déroulait devant mes yeux et je n'ai plus de contrôle. D'ailleurs, je ne fais déjà même plus parti de la scène. Je suis là sans être là.

Le docteur me rappelle à l'ordre : « Est ce que vous avez des questions, madame ? »

« Pardon... euh, non, je n'ai pas de questions. »

De toute façon, il n'a pas les réponses à mes questions.

* * *

On obtient enfin un rendez-vous avec le Docteur Manel pour refaire un EMG. Mes parents nous paient le voyage à Gabrillian et moi parce que financièrement on n'a pas les moyens de voyager tous les quelques mois en France pour ses examens.

« Regarde, Gabrillian... »

L'assistante du Dr Manel tend un nounours vert à Gabrillian. Elle lui place un masque sur le visage et elle lui explique ce qui va se passer. Elle lui montre l'aiguille, elle la met sur sa main pour qu'il la sente. Je me rends compte que ça ressemble plus à une électrode.

« Tu vois, c'est un peu froid et après le Dr Manel va envoyer un petit courant, ça fait comme un petit pic... »

Gabrillian commence à se calmer. Le gaz envoyé dans le masque est relaxant.

Dr Manel commence la procédure. Quand elle envoie la décharge électrique, Gabrillian bouge, ça ne lui plait pas. il se plaint.

Dr Manel entre différentes données dans son ordinateur et bientôt Gabrillian ne tient plus. Nous devons mettre un terme à la procédure.

Je lui demande ce qu'elle pense du cas de mon fils. Est ce qu'elle a déjà eu des cas similaires ? Ma mère demande s'il a la maladie Duchenne. Elle répond que non. Elle penche pour une SMA *(Spinal Muscular Atrophy)*, et elle va faire des recherches pour le type I et III. Elle me dit aussi qu'il est possible que Gabrillian finisse juste avec un léger déhanchement. Ça me rassure.

Dans la voiture, même si les docteurs recommandent de ne pas le faire, je demande le portable à ma mère pour regarder sur internet qu'est donc une SMA type I et III.

Je lis quelques mots.
Je m'effondre.

* * *

Le 1er Janvier 2015, onze mois après notre retour à Chypre, je me sépare avec le père de Gabrillian. Gabrillian a deux ans et demi.

J'ai un tempérament plutôt à éviter les conflits, mais je me rendais bien compte que ce n'était plus possible de continuer. Les disputes étaient constantes.

Les mauvaises nouvelles à propos de la santé de Gabrillian, et Vassilis qui ne voulait pas accepter la réalité que son fils avait un problème, n'avaient pas arrangé les choses.

Vassilis est une personne de bon cœur et aime beaucoup son fils, mais je n'arrivais pas à me faire à cette mentalité. Il avait changé depuis que j'avais donné naissance à Gabrillian, et moi aussi, sans doute.

J'avais compris qu'à Chypre, les femmes de la maison n'avaient pas grand mot à dire par rapport à l'éducation. Et puis combien de fois il m'avait laissée toute seule avec Gabrillian pour ses copains...

J'avais eu aussi du mal à accepter que la mère de Vassilis s'empare tellement de Gabrillian. Chaque fois que Gabrillian pleurait, elle me le prenait des bras pour le consoler. C'était certainement avec une bonne intention pour me soulager de ma fatigue, mais j'avais toujours cette boule à la gorge qui me disait que je n'étais pas capable de m'occuper de mon propre fils.

Comme je commençais à prendre de la distance, Vassilis l'avait ressenti et était devenu de plus en plus jaloux. Un soir, il avait bu et s'était un peu trop emporté envers moi, Gabrillian pleurait...

Je me suis dit ça ne pouvait plus durer comme ça, et je lui ai demandé de partir.

Au début il voulait prendre Gabrillian avec lui, au milieu de la nuit, et après maintes disputes il a pris sa voiture et est parti. Il avait senti que c'était la fin.

Je déménage dans un appartement à quelques minutes de Kou-
klia, le village des grands-parents de Gabrillian. J'étais effondrée.
Tous les matins en emmenant Gabrillian à l'école, je pleurais.
La mère de Vassilis était venue s'excuser et me dire que c'était sa
faute, qu'elle n'avait pas bien éduquée son fils... Le père de Vassilis, quant à lui, ne me disait plus que bonjour...

* * *

« Gabrillian, allez viens ! »
A chaque fois c'est le même cinéma ! Je suis venu chercher Gabrillian chez ses grands-parents. Tous les soirs après le travail, je
vais le chercher, et à chaque fois, il ne veut pas venir avec moi.
Ça y est, le voilà qui pleure à nouveau. "Oxi, Oxi…" (non, non),
quelquefois il finit même par se rouler par terre.
J'observe sa façon de marcher. Il ne fait pas deux pas sans tomber. A peine je l'effleure qu'il tombe par terre. Dans ma tête les
pensées se bousculent… *Comment je vais faire avec Gabrillian ?*
Je revois la tête du père de Vassilis et je me dis, *Ils me haïssent*
tous, dans cette famille… Gabrillian ne veut pas rester avec moi,
il s'embête avec moi, je ne suis pas une bonne mère... Je ne sais
pas m'en occuper...

Je revois la scène quand il pleure et hurle qu'il ne veut pas venir
avec moi, je ressens de la colère, du ressentiment... Tout remonte
à la surface. Je ressens de la honte, de l'embarras et bientôt de la
culpabilité. *Tout ça c'est de ma faute…*
A ce moment-là je me sens très seule. Je me suis disputée avec
ma propre famille, en France, et je ne les appelais plus. Comme
si ce n'était pas assez, des vieilles histoires de famille étaient re-
montées à la surface et je leur en voulais. Ils s'étaient un peu trop
mêlés de ma relation avec Vassilis.
J'ai des amis, mais ces dernières années je les avais délaissés pour
rester principalement avec les amis que j'avais en commun avec

Vassilis. Je sens bien qu'ils sont de son côté ou qu'ils essaient de recoller les morceaux.

Gabrillian était très malheureux de cette situation. Il me demandait sans cesse pourquoi on s'était séparé, et me disait que son papa lui manquait. J'avais aussi remarqué que sa démarche avait empiré.

J'avais l'impression que tout mon univers s'était écroulé. Je ne savais plus quoi faire. Je passais de la colère à l'espoir, et de la tristesse à la frustration.

J'étais prête à exploser à n'importe quel moment.

CHAPITRE 2
D'abord, Changer Mon État d'Esprit

* * *

Le vent tourne …

Un jour je prends une décision qui va changer ma vie entière.
Environ six mois auparavant j'avais rencontré Mira à mon travail
en tant que masseuse au *Aphrodite Hills Intercontinental Hotel*.
Mira est hypnothérapeute. Elle nous explique à mes collègues et
moi que la partie subconsciente du cerveau gouverne plus de
80% de nos actions. Je suis intriguée.
Mira est prête à nous offrir une séance gratuite ! Mes collègues,
cependant, sont méfiantes… *'C'est Satan, c'est maléfique, ça te
lave le cerveau !'* Ils sont très croyants à Chypre.
A l'époque, je n'étais pas le genre de personne à prendre de
risque, et je me fiais beaucoup sur l'opinion des autres. Je laisse
passer mon opportunité.
Je rencontre encore Mira à deux ou trois reprises, et après avoir
lu le livre *L'Alchimiste* de Paulo Coelho, j'y vois un signe du destin…
Ce livre a été pour moi une révélation. Cette quête constante, de
trouver le bonheur, la raison pour laquelle on est là… On cherche
partout pour une solution magique, ne comprenant pas que la
solution est déjà à l'intérieur de nous.
J'étais assise sur mon canapé devant mon ordinateur à la recherche d'une musique motivante parce que je me sentais seule
et déprimée, et là, cette phrase de l'auteur Viktor Frankl est ap-
parue sur mon écran : "Quand l'on n'est plus capable de changer

une situation, nous sommes contraints de nous changer nous-mêmes !"

Et là, ce fut un déclic !

* * *

Combien de fois j'ai déjà ressenti cette émotion de désarroi, de solitude, d'abandon...

Une vision apparait dans mon esprit, comme une spirale, une répétition d'évènements qui engendraient les mêmes émotions...

Je revois le jour où l'on m'a annoncé que ma maman était décédée. J'avais 5 ans et je n'avais pas voulu y croire et je me revoyais courir dans notre grande maison, dans toutes les pièces à la recherche de ma maman. Quand j'arriva à sa chambre avec les volets fermés, l'odeur âcre de renfermé, je sus que c'était vrai... Je redescends les escaliers et je trouve mon père en pleurs. Je me suis senti perdue. J'ai cette boule à la gorge et mal au cœur...

Et puis après, je me souviens que je me suis sentie abandonnée
...

"Vous allez rester un peu avec tata Sylvie et tonton Didier et je reviendrai vous chercher," nous avait dit papa à ma sœur et moi. A son retour, il nous ramenait toujours quelque chose de ses voyages, une poupée, des jouets, mais ce que j'attendais le plus c'était un de ses paquets de cigarettes Malboro ou il avait enfermé des coccinelles. On dit que les coccinelles ce sont les bêtes du bon Dieu... On allait dans le jardin, mon père et moi, et avec chacune des coccinelles j'envoyais des messages à ma maman qui est au ciel, comme ils m'avaient dit...

Et puis encore, mon père devait repartir et cette fois nous devions rester avec tata Nicole et mon parrain Jean Louis.

Mon papa me manquait, je me sentais abandonnée. Et puis un jour, il est venu nous chercher. Il voulait nous présenter à notre "nouvelle maman." Elle s'appelait Corinne, elle avait déjà trois filles, et elle allait venir habiter avec nous...

Je sentais bien que je n'étais pas prête à cette éventualité, et puis elle me demandait de l'appeler 'maman'—mais j'avais déjà une maman !

Avec Fanny, ma demi-sœur, on se battait souvent, peut-être parce que l'on avait presque le même âge et que souvent je sentais qu'elle voulait me dominer.

Quand on s'asseyait à table, j'avais tout le temps une boule au ventre. Qu'est-ce qu'il allait se passer cette fois ? Est-ce que j'allais finir dans ma chambre parce que je n'allais pas accepter l'autorité de ma nouvelle maman ? Est-ce qu'on allait se battre avec Fanny ? Est-ce que j'allais ouvrir la bouche et mes sœurs allaient rire de moi ? Est-ce que mon père allait avoir cette tète désespérée? Je crois qu'il avait honte de moi... Encore une fois je me sentais très seule.

Et puis j'ai grandi, toujours avec cette boule au ventre quand j'étais invitée à un repas, à une fête, et qu'il y avait beaucoup de monde. J'attendais le moment où j'allais dire quelque chose qui n'était pas approprié ou faire quelque chose de maladroit. Le moment où j'allais me rendre ridicule et avoir l'envie de disparaitre.

Petit à petit j'ai cultivé l'art d'être invisible. Seulement à l'école, au lycée, là, j'avais toute l'attention et mes professeurs pensaient même que j'étais très intelligente ! Je me demandais parfois comment est-ce que je pouvais être si populaire à l'école et si misérable à la maison !

Toutes ces expériences avaient activé encore et encore les mêmes émotions, et répétant encore et encore des expériences qui me faisaient ressentir les mêmes émotions, comme un cercle vicieux...

J'étais décidée et prête à tout pour changer cela....

* * *

Je décide d'appeler Mira, pour une session d'hypnothérapie.

« Bonjour, c'est Clémentine… je veux faire une séance d'hypnose… Quand est-ce que tu penses que tu aurais du temps libre
pour moi ? »

C'est bizarre. Pour la première fois, je ne me justifie pas, et j'ai
pris une décision instantanée sans trop y réfléchir. C'était nouveau, et je me rendais bien compte que prendre une décision
sans en aviser ma mère, mes sœurs, ou bien étudier l'avis de mes
amis, était exaltant ! Je venais de prendre un risque ! Et aussi,
j'avais suivi mon instinct. Mon intuition était devenue mon nouveau compagnon et comparse.

J'étais bien loin de me rendre compte combien de nouvelles ini-
tiatives, de nouvelles prises de risques je prendrais après cette
première simple décision, et combien je deviendrais 'accro' à
cette nouvelle façon de penser et de vivre.

Mira me demanda où est-ce que j'étais et s'il m'était possible de
venir dans une demi-heure.

J'accepta.

* * *

"Quand l'étudiant est prêt, le maitre arrive."

Je suis devant le perron du Centre Holistique à Paphos, où Mira
travaille en tant que 'freelancer'. Il fait gris aujourd'hui. Nous
sommes au mois de Février.

Mira arrive. Je la suis. Nous montons un petit escalier en colima-
çon, elle pousse une porte, et nous entrons dans une cabine à
dominante de violet. Elle me propose de m'assoir et nous commençons la séance.

Elle vient juste de finir un nouveau programme appelé "releasing
breathing techniques." Elle me demande si j'aimerais l'expéri-
menter. Cette technique consiste à retenir son souffle quand on
fait des affirmations car ainsi le subconscient est attiré à la surface, notre cerveau conscient n'ayant plus d'apport d'oxygène,
se sent en danger, le subconscient prend alors le contrôle pour

assurer la survie. L'avantage avec le subconscient est qu'il ne sait pas si ce qu'on lui affirme est vrai ou faux, si c'est un rêve ou une réalité, alors tu peux lui raconter tout ce que tu veux, ou plutôt ce que tu souhaites. Tu peux recréer ton histoire en changeant les scènes et ce faisant tu réagiras totalement différemment à la même situation.

J'avais déjà entendu parler de ça, bien que j'eusse encore des doutes. Mais ça valait la peine d'essayer. Après tout, qu'y avait-il à perdre ?

* * *

« Quelle est la raison de ta visite ? Qu'est-ce que tu attends de cette séance ? »

« Je ne sais pas vraiment… », et là je fonds en larmes.

« Je ne sais plus… comme je t'ai expliqué auparavant, je me suis séparée de mon ex et je sais que c'est une bonne décision, mais je ne m'en sors pas, avec Gabrillian, mon travail… »

J'énumère tous mes problèmes.

Après m'avoir écouté attentivement, elle me tend une feuille de papier et me demande d'écrire tout ce qui me dérange chez les autres, les changements que j'aimerais effectuer, etc.

Ensuite, je prends plusieurs grandes inspirations et expirations, sur une vingtaine de minutes pendant lesquelles elle récitera de nombreuses affirmations en commençant par "J'enlève et libère maintenant tous les blocages émotionnels, positifs et négatifs avec."

Elle m'expliquera plus tard que c'est une façon d'éliminer et de remplacer toutes les pensées et blocages émotionnels que l'on souhaite. En effet, toutes nos expériences et même celles de nos parents sont liées à nos émotions…

Une fois cette phase finie je me sens complètement vidée.

Après, Mira continue avec la phase qu'elle appelle le "remplis-sage"…

"Je suis maintenant si reconnaissante et heureuse que…"

Après ça j'ai l'impression que mon diaphragme se décontracte et que mon plexus solaire rayonne, je me sens légère, pleine de confiance en moi et une sensation bizarre de gratitude pour tout ce qui m'entoure... Si auparavant je ne voyais que le mauvais, le drame de ma situation, je suis maintenant capable d'y voir de l'héroïsme, d'affirmer mes choix et mes décisions, et quelque chose au fond de moi qui me dit que l'aventure ne fait que commencer...

J'avance désormais avec une confiance en moi qui m'était avant inconnue. J'ai sur la langue un goût de la victoire.

Mira me propose alors de participer à un programme qui va commencer le mois suivant, avec pour but d'améliorer la confiance de chaque membre.

J'ai déjà pris ma décision. Je vais le faire !

* * *

« Bonsoir tout le monde... »

Mira commence la session.

Ça fait maintenant trois mois que je suis ce programme, et même si j'hésite encore à prendre la parole et décrire mes différentes expériences avec le groupe, je me sens déjà différente.

J'ai changé la plupart des relations que j'entretenais auparavant, et ce n'est pas sans effort.

Tous les matins et tous les soirs dans ma voiture je fais du "releasing" et je répète les affirmations que je souhaite manifester. Par exemple, pour la relation avec les parents de Vassilis, je répète *"je détache maintenant tout ressentiment et culpabilité envers les grands-parents de Gabrillian..."*.

Pour mon fils également ! Ça ne marche plus avec moi, ses cinémas, parce que maintenant je détache toute culpabilité, tout en choisissant la responsabilité. J'affirme en permanence que je suis une bonne mère parce que je prends soin de lui, je choisis de passer du temps de qualité avec mon fils, même si ce n'est que vingt minutes par jour où je ne focalise que sur lui...

Et ça marche ! Gabrillian est déjà plus calme et plus stable. Il ne pleure plus à chaque fois que je vais le chercher chez Vassilis, et de toute façon, dernièrement les caprices de Gabrillian ne faisaient plus sourire son grand père sournoisement et moi ça ne m'énervait plus non plus.

J'ai aussi commencé à écrire dans mon journal ("success journal") dans lequel je résume tous les succès de ma journée, mes découvertes, mes inspirations, la sagesse, les leçons que je tire des différentes expériences...

Et bientôt je changeai mon vocabulaire. Au lieu de 'problèmes' je parle désormais de défis ('challenges') et même *d'opportunités*.

J'écris quelles étaient mes aspirations les plus folles et je me vis commencer à planifier la guérison de Gabrillian. Je ne savais pas vraiment comment y parvenir. Quand Mira me dit d'écrire les étapes qui me semblaient logiques, j'écris "mon fils bénéficie du meilleur soutien éducatif et médical"... "un fantastique soutien financier"...

J'étais loin de me rendre compte que c'est exactement ce qui allait se passer !

Très vite ma vie a complètement changé. Je suis passée de la mère célibataire perdue à une femme organisée et déterminée à aider son enfant.

"Tu as vraiment changé... C'est le jour et la nuit !" Ma famille en France n'en revenait pas.

A chaque fois que j'étais face à une 'difficulté', j'arrivais à en voir désormais les bons côtés et déceler les leçons qui en découlaient. Je prenais de la distance par rapport aux événements et je commençais à agir et non plus *réagir*.

J'ai commencé à passer plus de temps avec Gabrillian, à faire des jeux ensemble, je l'emmenais aux différentes aires de jeux. Il était beaucoup plus stable et ça faisait plaisir de le voir rire.

Et comme un bonheur n'arrive jamais seul, j'ai attiré également dans ma vie un nouveau compagnon, Krasimir.

Gabrillian et Krasimir ont mis du temps à 's'apprivoiser' mais peu à peu ils sont devenus copains et se respectent mutuellement.

Les étapes de mon changement d'état d'esprit

- *Prendre mes propre décisions/ me fier à ma propre guidance et intuition*
- *Prendre le risque de croire en moi*
- *'Releasing breathing' technique*
- *'Releasing emotion' Sedona technique*
- *Écouter tous les soirs un audiobook hypnose*
- *Écrire tous les soirs dans mon 'Success Journal'*
- *Écrire mes aspirations et les premières étapes logiques.*

CHAPITRE 3
Nouvelles Découvertes

24 Avril 2015

J'ai rencontré Mark à Aphrodite Hills, à Chypre, où il habite. Il a une maison d'édition à Londres, et il a publié des dizaines de livres sur la médicine alternative. En particulier, il s'intéresse à comment les gens se guérissent de façon naturelle, sans médicaments ni interventions chirurgicales, en améliorant leur nutrition et mode de vie.

Un jour, me sachant particulièrement abattue par le pronostic énoncé par le docteur sur Gabrillian, il m'envoie un email à propos de la détoxification des métaux lourds, leurs impacts sur le corps et les conséquences engendrées par une intoxication due aux métaux lourds. Une de ces conséquences est la malnutrition.

« Hello Clémentine, comment ça va ? Écoute, je suis en train d'écrire un livre à propos de la santé, et durant mes recherches j'ai découvert des informations surprenantes qui—j'en suis certain—pourraient aider Gabrillian. Maintenant tu peux me dire m* et que je n'y connais rien à la maladie de Gabrillian, mais j'aimerais que tu jettes un coup d'œil à ce que j'ai trouvé… »

« La première chose que je veux que tu comprennes, Clémentine, c'est que dans 99% des cas, il y a une solution naturelle pour guérir une personne, quel que soit leur problème de santé. Tu dois absolument garder espoir pour Gabrillian, et tu dois faire des recherches intensives pour découvrir la cause profonde de sa maladie *(what is the root cause of it!)*. Tu découvres ça, et la bataille est déjà à moitié gagnée. »

« Le nom d'une maladie—par exemple 'Dystrophie Musculaire'—ce n'est qu'un label prononcé par un docteur, un label qu'on met sur une collection de symptômes. Ça veut dire quoi, au juste, 'Dystrophie Musculaire' ? Eh bien, le mot 'dystrophie' vient du Grec—'*trophi*' veut dire 'nutrition', 'alimentation', 'croissance' ; '*dys*' est la racine du mot 'difficile' (*dyskolo*) ou '*problématique, mauvais, anormal*'. »

« En d'autres mots, 'Dys-trophie Musculaire' signifie simplement '*malnutrition aux muscles*', '*une carence de nutrition aux muscles*', '*une nutrition qui arrive difficilement aux muscles*', '*croissance difficile des muscles*', ou tout simplement **'la nutrition des tissus musculaires est problématique ou ne fonctionne pas trop bien'** ! »

Mark continue son explication.

« Le mot 'Amyotrophie' provient du Grec aussi—en fait, de trois mots Grecs. '*Myo*', dérivé du grec ancien μῦς ('mys', qui veut dire *muscle*); τροφή ('*trophi*', c'est à dire nourriture, *croissance*) ; et α- (préfixe privatif) qui signifie '*non*' ou '*nulle*'. Donc le mot 'a-myo-trophie' veut tout simplement dire **une non-croissance ou non-alimentation des muscles** ! »

Cette découverte fut pour moi une grande révélation. Un moment *a-ha* !

Paradoxalement, toutes les étiquettes et 'labels' du jargon médical m'avaient éloignée de la source, la cause première du problème de santé de mon fils. Au contraire, ces termes scientifiques arrêtaient ma compréhension et ainsi la recherche de mesures à prendre pour résoudre ce problème.

Quand j'ai compris la racine des mots et leur signification profonde, un changement a commencé à se produire dans mon esprit. Désormais je faisais face à quelque chose que je comprenais, quelque chose que je pouvais traiter. J'ai réalisé alors le potentiel des capacités de guérison de mon fils et j'ai retrouvé mon pouvoir en tant que mère pour le guider dans ce processus.

Aussi ai-je commencé à me poser de meilleures questions, comme me le suggérait Mark.

« Pour surmonter une dystrophie musculaire, nous devons d'abord découvrir *pourquoi* la nutrition n'atteint pas les muscles de Gabrillian, deuxièmement, comment obtenir des niveaux de nutrition beaucoup plus élevés, et troisièmement, comment faire pour que ces nutriments atteignent ses muscles de façon la plus efficace. »

Mark a continué de m'envoyer des informations qu'il avait découvertes sur la dystrophie musculaire :

> « **Indice n°1 : la dystrophie musculaire pourrait être causée par un empoisonnement au mercure.** Ken Presner s'est guéri de la sclérose en plaques (SEP) et de la maladie de Crohn en se détoxifiant du mercure et d'autres métaux lourds. Dans son livre *Against All Odds*, Ken Presner dit :
>
> « Près de 100 % des centaines de cas de sclérose en plaques que j'ai vus au cours des 18 dernières années ont des antécédents d'obturations à l'amalgame au mercure. C'est en fait un cas très rare de SEP qui n'a pas d'obturations à l'amalgame au mercure, dans l'historique du patient, ou dans l'historique de la mère. Le mercure traverse le placenta et est jusqu'à 2 fois plus concentré chez le fœtus que chez la mère. D'où l'autisme, la paralysie cérébrale, le retard mental, ADD, MD (dystrophie musculaire) – et le procès de 2008 intenté contre la FDA par *Moms Against Mercury* concernant les enfants autistes. »
>
> « Vous avez peut-être entendu parler d'enfants atteints de TDA (syndrome de Trouble Déficit de l'Attention), d'autisme, de retard mental, de dystrophie musculaire, de paralysie cérébrale et de diabète de type I. Le mercure dentaire traverse le placenta et empoisonne le cerveau et les autres organes et systèmes

corporels du fœtus en développement. Incroyablement, le mercure est souvent dans le fœtus à des niveaux doubles des niveaux de mercure de la mère. Le mercure dentaire cible particulièrement le cerveau. Il attaque également toutes les glandes du système endocrinien, y compris la glande thyroïde et le pancréas. »

« La triste vérité est que, depuis des décennies, des millions de personnes souffrent et meurent d'empoisonnement au mercure déguisé sous divers noms de maladies : autisme, trouble déficitaire de l'attention (TDA), retard mental, MD (dystrophie musculaire), infirmité motrice cérébrale, sclérose en plaques, maladie d'Alzheimer, maladie de Parkinson, maladie de Lou Gehrig (SLA) et Lupus. »

« De nombreux enfants sans plombage au mercure sont autistes ou souffrent d'autres problèmes neurologiques graves comme le TDA (Trouble Déficit de l'Attention). Mais ils sont toujours toxiques pour le mercure. Le mercure s'échappe des plombages de la mère, traverse le placenta et se retrouve dans le cerveau de l'enfant à naître. Le mercure est également dans le lait maternel. Le mercure dentaire est si puissant que l'autisme, le TDA, le retard mental, la MD (dystrophie musculaire) et la paralysie cérébrale peuvent résulter des 'amalgames d'argent' de la mère. Ces faits sont bien documentés. »

(Source : *Against All Odds*, de Ken Presner)

Quelques jours plus tard, Mark m'envoie d'autres informations.

« Clémentine, j'ai envoyé un e-mail à Ken Presner au sujet de la dystrophie musculaire de Gabrillian. Il a répondu, "*Je n'ai pas encore eu de cas de dystrophie musculaire. Mais la détoxification des enfants toxiques est la voie à suivre, à mon avis.*"

Je ne sais pas exactement comment l'empoisonnement au mercure peut interférer avec la nutrition atteignant les muscles – cela pourrait être dû aux dommages causés par le mercure à l'intestin. Les amalgames dentaires, les pesticides ou les vaccins (sources de métaux lourds) pourraient en être la cause. Dans tous les cas, je pense qu'il est d'une importance vitale que Gabrillian se fasse tester pour les métaux lourds (analyse du sang, de l'urine, des cheveux). »

Il ajoute à son email les informations suivantes :

Indice n°2 : la dystrophie musculaire pourrait être causée par un manque de sélénium et d'autres minéraux. Le naturopathe Joel Wallach écrit :

« La DYSTROPHIE MUSCULAIRE est un autre crime contre la population humaine par les médecins "orthodoxes" pour des raisons d'argent. Si la vérité totale était partagée avec le public, la dystrophie musculaire serait totalement évitable mais toute une spécialité médicale serait anéantie ! Aussi fou que cela puisse paraître, regardez l'industrie vétérinaire où le muscle est 'roi ' (c'est-à-dire les côtelettes de porc, le steak de bœuf, les côtelettes d'agneau, les rôtis, la viande rouge hachée, le poulet, la dinde, etc.). Là, la dystrophie musculaire a été éradiquée ! Un agriculteur avec 100 vaches peut s'attendre à 100 conceptions, 100 naissances vivantes, 100 veaux normaux et 100 veaux élevés jusqu'au marché ou en âge de procréer. Comment se fait-il que les animaux soient mieux traités que les humains ?! La prévention est vitale, quand il s'agit de Dystrophie Musculaire. Les niveaux de sélénium chez les femmes en préconception sont importants pour le maintien de la grossesse ainsi que la prévention de la dystrophie musculaire sous toutes ses formes (c'est-à-dire *Duchenne, Erb scapulohumeral myopathy, Leyden-Moebius pelvi-femoral, Landouzy-Dejerine, Becker et Gowers*), qui sont en réalité des classifications artificielles de la dystrophie musculaire par les groupes de muscles initialement atteints. La maladie de Keshan (dystrophie musculaire cardiaque) qui est également causée par une carence en sélénium doit être ajoutée à la liste des dystrophies musculaires. »

« Dans la profession vétérinaire, la dystrophie musculaire ("White Muscle Disease") a été éliminée par l'utilisation de sélénium chez les femelles gravides et les animaux prépubiens à croissance rapide. En plus des carences manifestes en sélénium dans l'alimentation, les changements de type de maladie cœliaque dans l'intestin grêle causés par les allergies alimentaires sont la cause fréquente de carences tissulaires en sélénium. Les symptômes de la DM peuvent commencer par une faiblesse, une scoliose (courbure de la colonne vertébrale) et une hypertrophie de certains groupes musculaires (par exemple, mollets, trapèzes, etc.) pour compenser la perte de force des groupes musculaires synergiques. Une biopsie musculaire est généralement effectuée par un neurologue pour établir le diagnostic de DM. Si le sélénium et la vitamine E devaient être administrés 1M ou IV au tout premier début des symptômes, la maladie serait arrêtée ou peut-être même "guérie". Les médecins "orthodoxes" recourent à la prednisone et à la chirurgie. Il serait beaucoup plus sain d'aller voir un vétérinaire pour obtenir de l'aide... »

(Source : *Let's Play Doctor* de Joel Wallach)

Indice n°3 : Dystrophie musculaire et thérapie nutritionnelle – Thérapie CoQ10, Vitamine E, Sélénium, Lécithine, etc.

« Lors de la dernière visite de notre fils chez le pédiatre, le médecin a été complètement étonné de voir à quel point il se portait bien. Il ne montre aucun signe de Dystrophie Musculaire typique auquel elle s'attendait d'après son expérience avec la médecine conventionnelle. »

« On m'a diagnostiqué une forme de dystrophie musculaire FSHD il y a quelques années et compte tenu du commentaire typique—*'il n'y a pas de remède connu'*—du spécialiste des muscles, du neurochirurgien et de mon médecin de famille. J'ai accepté la situation, mais j'ai continué à espérer un certain développement de la maladie. Je suis tombé sur votre site Web et j'ai lu l'article sur la dystrophie musculaire. Pour la première fois depuis des années, je me suis senti encouragé et j'ai commencé à essayer une combinaison des éléments énumérés dans l'article. J'ai remarqué une augmentation immédiate de mon niveau d'énergie, ce qui était bien en soi, mais l'"incroyable" s'est produit récemment lorsque ma femme et moi avons remarqué une augmentation de la taille du muscle du mollet de ma jambe gauche (sans faire d'exercice). C'était très évident. Je continue avec les vitamines et les suppléments avec une attente impatiente. »

« Tout le monde sait ce que sont les muscles, et quand ils ne fonctionnent pas, la faiblesse, la fragilité et l'incapacité d'un petit enfant atteint de dystrophie musculaire font pour beaucoup une image poignante et un téléthon larmoyant. *'Il n'y a pas de traitement... il n'y a pas de thérapie spécifique'*, dit le manuel Merck. De telles déclarations autocratiques et désespérées ne doivent pas être considérées comme le dernier mot tant que nous n'avons pas suffisamment pesé la malnutrition maternelle et fœtale en tant que cause fondamentale de la dystrophie musculaire. La bonne nouvelle (à examiner plus en détail ci-dessous) est que **si une carence en nutriments peut provoquer une maladie, la thérapie nutritionnelle peut améliorer, voire guérir, cette maladie.** »

« La malnutrition provoque la dystrophie musculaire ? La réponse courte est oui.

"Dystrophie : 1. Nutrition défectueuse. 2. Tout trouble causé par une nutrition défectueuse." (Définition dans le *American Heritage Dictionary of the English Language*, p 407.) »

« Comme la CoQ10, la vitamine E est un antioxydant. Il existe une longue histoire de suspicion scientifique, à ce jour largement non testée, que les antioxydants sont d'un avantage inhabituel pour les personnes atteintes de dystrophie musculaire. »

Le chimiste américain Linus Pauling (Prix Nobel de chimie en 1954 et Prix Nobel de la paix en 1962) a écrit sur la dystrophie musculaire, à la fois expérimentale et héréditaire, dans son livre *How to Live Longer and Feel Better* :
« Il a été reconnu il y a plus de cinquante ans qu'un faible apport en vitamine E entraîne une dystrophie musculaire, un trouble des muscles squelettiques caractérisé par une faiblesse similaire à celle causée par une carence en vitamine C (les études sur la vitamine E et les dystrophies musculaires ont été discutées par Pappenheimer; 1948). Plusieurs types de dystrophies musculaires héréditaires sont connus. Pour la plupart, leur nature n'est pas complètement comprise, et il n'y a pas de thérapie spécifique recommandée pour eux. La myasthénie grave est traitée par des inhibiteurs de la cholinestérase, des corticostéroïdes et de l'ablation chirurgicale du thymus. Les autorités médicales ne mentionnent pas la valeur possible des vitamines dans le contrôle des dystrophies musculaires. **Les preuves de l'implication de la vitamine E et de la vitamine C ainsi que de la B6 et d'autres vitamines dans le fonctionnement des muscles suggèrent que les apports optimaux de ces nutriments devraient être utiles pour les patients.** Pour autant que je sache, aucune étude approfondie d'un apport accru en vitamine E pour

les patients atteints de dystrophie musculaire héréditaire a été rapportée. » (p 160)

« À l'exception des études sur la CoQ10 référencées ci-dessus, la déclaration du Dr Pauling d'il y a 20 ans, malheureusement, tient toujours à peu près. J'ai trouvé quelques études, une avec 15 patients utilisant de la vitamine E et du sélénium rapportant des bénéfices "minimaux" et une autre avec 16 patients, montrant un bénéfice "léger". Je pense qu'ils auraient obtenu de bien meilleurs résultats s'ils avaient utilisé des doses plus importantes de sélénium, des doses beaucoup plus importantes de vitamine E, et uniquement la forme naturelle de vitamine E. »

« Ensuite, il y a eu cette étude, utilisant 600 mg de vitamine E et une quantité élevée de sélénium (4 000 mcg de Na2SeO3), qui a obtenu de très bons résultats chez les cinq patients étudiés. Tous ont amélioré leur force de préhension, deux ont normalisé leur démarche, deux autres peuvent maintenant s'asseoir sur leurs talons et se tenir debout, un patient peut maintenant marcher sur les orteils, un peut maintenant se lever de la position allongée sur le sol sans utiliser de chaise, et deux patients ont amélioré leur capacité physique. Aucun effet secondaire n'a été observé. C'est, à tout le moins, vraiment encourageant. »

« N'oubliez pas : 'Dystrophie' signifie 'malnutrition'. **Il n'y a pas de médicament qui corrige la malnutrition, et ne le sera jamais**. Les agronomes le savent. Vous aurez peu de mal à trouver des études de recherche sur le rôle du sélénium ou de la vitamine E dans la prévention des dystrophies musculaires chez les poulets, les bovins ou les veaux, les moutons ou les agneaux. Ce qui fonctionne avec les veaux devrait, à mon avis, être raisonnablement appliqué aux humains. »

« Pourtant, malgré l'histoire longue et coûteuse de la recherche sur la dystrophie musculaire humaine, seule une très petite partie a impliqué des vitamines, et cela a été fait il y a un certain temps. Dans la troisième édition de *The Vitamins in Medicine*, Bicknell et Prescott fournissent une revue approfondie de la littérature aux pages 612-619 et 635-641.
Il existe de nombreuses preuves que la maladie est une incapacité du tissu musculaire à utiliser efficacement la vitamine E. Je vous donne la citation suivante :

> "La dégénérescence musculaire particulière de la dystrophie musculaire qui peut être produite chez les animaux, est causée et n'est causée que par le manque de vitamine E. La dystrophie musculaire humaine montre de manière identique la même dégénérescence particulière. La clé du traitement de la dystrophie musculaire est la vitamine E." (Voir : Rabinovitch R et al (1951)."

« La dystrophie musculaire est décrite comme plus facile à guérir chez les enfants, et encore plus facile avec des vitamines B et C ajoutées (p 644). Nous avons ignoré les preuves et les médecins continuent de dire aux patients que la Dystrophie Musculaire est incurable. »
(Source : www.doctoryourself.com/dystrophy.html)

J'étais clouée sur place, stupéfaite. Je n'osais à peine y croire, mais c'était plus fort que moi. Je ressentais une petite lueur d'espoir monter en moi. Était-il possible qu'une carence alimentaire soit la raison de la maladie de Gabrillian ? Et était-t-il possible de renverser la vapeur en changeant son alimentation ?

Je venais juste de terminer un séminaire de médecine ayurvédique et Sachin, l'instructeur, parlait de l'importance de la digestion. Il expliquait qu'un dysfonctionnement de la digestion entraine des erreurs métaboliques et crée des toxines. Tout commençait par la digestion. Sachin insiste *"Une fois que le sommeil et la digestion sont rétabli, c'est 50% déjà de guéri."*

Ces mots résonnent en moi.

Si on veut de meilleures réponses, il faut se poser de meilleures questions...

Nouveaux questionnements :

- Dystrophie Musculaire : une intoxication due aux métaux lourds ?
- Malnutrition : une conséquence indirecte d'une intoxication aux métaux lourds ?
- Une mauvaise digestion crée des erreurs métaboliques tel qu'une déficience d'enzymes ou d'aminoacides ?
- Une fois le rétablissement d'une bonne digestion et du sommeil est mis en place, la personne est guérie à 50 % ?

CHAPITRE 4
Visite Au Docteur Georgiou
Du Centre Holistique Da Vinci

* * *

Novembre 2016

Quelque temps après, Mark me suggère de publier un livre sur la Dystrophie Musculaire. Il aimerait avoir le cas d'étude de Gabrillian en tant qu'exemple, pour inspirer les familles d'enfants atteints de cette maladie. Il m'offre de payer pour toutes les consultations, les suppléments...

« Qu'est-ce que tu en penses Clémentine ? » me demande Mark.

Je bégaie. « Euh oui ...bien sûr, ce serait super... »

C'était inespéré. Un miracle.

Et nous voilà embarqués dans une nouvelle aventure. Gabrillian allait pouvoir bénéficier d'un support médical bien plus que ce que j'avais espéré et imaginé...

Mark me demanda de prendre rendez-vous avec deux docteurs. L'un d'eux se trouvait à Chypre, le docteur George Georgiou.

* * *

Dr Georgiou avait ouvert un centre holistique à Larnaca, le centre Da Vinci. C'est un naturopathe spécialisé dans la détoxification des métaux lourds ainsi que de la candidose.

« Gabrillian, assieds- toi ! Gabrillian...non ! ne va pas dehors ! attends ! Gabrillian !! »

Je sors du cabinet en courant pour rattraper mon fils.

Il y a dans le jardin du centre holistique, une cage à oiseau qui a attiré l'attention de Gabrillian. Je me radoucis en le voyant regarder et parler aux oiseaux… Depuis tout petit, il a toujours adoré les animaux. Aussi nous venons de faire un long trajet. Il y a à peu près une heure et demie entre Pissouri et Larnaca. C'est un long voyage pour un petit garçon hyperactif comme Gabrillian !
Je me dis qu'il est certainement mieux à l'extérieur.
Gabrillian avait amené des jouets à lui, des jouets Playmobil et des animaux en plastique. Il aime jouer avec tout en même temps. Ils se battent, ils s'attaquent… J'ai déjà essayé de jouer avec lui et je dois dire que j'ai été un peu perdue—ça n'avait ni queue ni tête, ses histoires ! Finalement il m'a dit qu'il préférait jouer tout seul et j'ai remarqué que c'est souvent aussi le cas à l'école, il joue dans son coin.
« Mademoiselle Ynna, Gabrillian, venez s'il vous plait, le docteur va vous recevoir, » nous appelle la réceptionniste.

* * *

« Alors, dites-moi, qu'est-ce qui vous amène ? Dites m'en un peu plus sur le cas de Gabrillian, » me demande Dr Georgiou.
« Gabrillian a… enfin, ce n'est pas sûr, ils sont toujours à la recherche… les docteurs ont trouvé qu'il aurait des atrophies musculaires aux deux quadriceps… donc il a un certain déhanchement quand il marche qui lui créé des problèmes de colonne vertébrale… il a déjà une hyperlordose et une scoliose qui n'est pas fixe… il a des problèmes d'équilibre, il tombe souvent… il ne peut pas courir, il ne plie pas les genoux quand il marche, ce qui créé des problèmes aux genoux… il ne peut pas sauter… il est souvent malade, il fait des bronchites asthmatiformes… il est hyperactif, il ne peut pas se concentrer sur quelque chose plus de dix minutes… il ne peut pas rester assis… »

Docteur Georgiou prend des notes.

Il me dit que le diagnostic et les recherches faites en France ne lui apprendront pas bien plus car aucune de ces informations expliquent la raison profonde ou la cause du problème de Gabrillian. Même s'il trouve un nom à son état, ceci ne l'aidera pas à savoir comment le traiter.

« Qu'est-ce qu'il mange d'habitude ? Citez-moi des plats que Gabrillian mange souvent ? »

« Il mange du riz, des pâtes, des légumes... il adore les carottes crues, des céréales le matin... »

« Quel genre de céréales ? »

« Des Kelloggs, des Chocapic, etc. »

« Hmm... Je vois... Quoi d'autre ? »

« Des yaourts, des compotes, du poulet, du poisson... ça, c'est avec moi. Chez son père, il mange aussi des chips, du chocolat, il boit du jus de fruits avec les repas... c'est vrai que je lui donne du jus de fruits seulement entre les repas, de temps en temps, et le matin avec son petit déjeuner... »

« Est ce qu'il a des allergies alimentaires ? »

« Non. Enfin, je ne sais pas... comment est-ce que je pourrais savoir ? »

« Une bonne méthode est d'éliminer un type de nutriments à la fois. Par exemple vous pouvez essayer d'éliminer les produits laitiers et noter comment il réagit. Si vous voyez une nette amélioration, vous aurez votre réponse. »

Docteur Georgiou prescrit un régime alimentaire pour Gabrillian.

« Pas de viande ! Tout le bétail de Chypre est toxique, ils sont nourris avec du soja modifié, je le sais je suis allé moi-même faire des prélèvements... Préférez le poisson, mais là encore pas du poisson de ferme aquatique car ils sont aussi nourris de soja modifié... »

« Le père de Gabrillian chasse, est ce que je peux lui donner du gibier ? »

« Surtout pas. J'ai eu de nombreux cas de chasseurs empoisonnés avec le plomb de leurs propres balles... Surtout ne pas lui donner d'aliments modifiés, de boites de conserves, de plats tout prêts, de farine blanche sous toutes formes. »

Je prenais des notes dans mon cahier, aussi vite que je pouvais. Ces propos me redonnaient espoir.

« Aussi, vous allez lui préparer tous les matins un verre de jus détoxifiant à base de jus de carottes, un tiers de jus vert—vous pouvez utiliser de la coriandre, du persil, du cèleri—et une betterave. Vous allez substituer les pâtes et le riz blanc par du millet, du quinoa, riz brun ou sauvage.

Également, plus de céréales commerciales. Vous ne lui donnerez que du muesli et de l'avoine.

Plus de lait—vous utiliserez du lait de riz avec ajout de calcium, ou du lait d'amande ou bien de noix de coco... »

Après quelques questions plus précises sur la condition de Gabrillian, je comprends que l'entretien va se finir.

« C'est tout ? » demandai-je.

« Pour aujourd'hui, oui. Je laisse à Gabrillian le temps de prendre ses repères avant de faire ces examens. Vous devez revenir toutes les deux semaines. »

A la fin de la séance la secrétaire prélève des cheveux de Gabrillian derrière les oreilles et au niveau occipital derrière la tête. Docteur Georgiou m'explique que les métaux lourds sortent du corps par les cheveux et les ongles. Ainsi nous pourrons découvrir la présence de métaux lourds en circulation dans le corps et également le taux d'éléments minéraux et d'oligo-éléments.

Les étapes à retenir

1) Définir les allergies alimentaires

2) Régime d'exclusion : exclure 1 type de nourriture, ex : produits laitiers

3) Éliminer la viande non-bio, due à la toxicité des animaux nourris au soja modifié

4) Pas d'aliments modifiés, pas de boîte de conserve, pas de plats tout prêts, pas de farine blanche

5) Pas de gibier dû à la toxicité des balles de plomb

6) Boire tous les matins un verre de jus détoxifiant : jus de carottes, 1/3 de jus vert (coriandre, persil ou céleri) + 1 betterave

7) Remplacer pâtes et riz blanc par millet, quinoa, riz brun ou sauvage

8) Remplacer les céréales commerciales par du muesli ou des flocons d'avoine

9) Remplacer le lait de vache par du lait de riz, d'amande ou de coco avec ajout de calcium

10) Faire une analyse minérale des cheveux ('hair mineral analysis')

* * *

20 Décembre 2016

Deux semaines plus tard, nous entrons à nouveau dans le cabinet du Docteur Georgiou.

Je me sens un peu honteuse. Gabrillian vient de renverser un verre entier sur le livre *"Cure The Incurable"* du Docteur Georgiou.

Aujourd'hui, mon fils ne tient pas en place. Dans le cabinet il continue à toucher à tout, il veut jouer avec la machine biorésonance ou encore avec les cartes du docteur... C'est la troisième fois que nous venons. Dans quelques jours nous allons en France pour passer Noël en famille et deux jours à Disneyland Paris. Gabrillian est très excité.

« Aujourd'hui nous allons faire un test pour détecter les allergies ou intolérances alimentaires de Gabrillian », nous explique le docteur.

Gabrillian s'assoit sur la table du docteur. Il adore qu'on s'occupe de lui alors il reste très calme.

Docteur Georgiou applique un peu d'eau sur le bout de l'index de Gabrillian et me demande ce qu'il mange le plus souvent. Tandis que je lui énumère les différents aliments, Dr Georgiou s'active, plaçant et déplaçant des petits tubes en verre contenant l'identité moléculaire de l'élément testé.

Il presse doucement une électrode sur le doigt de Gabrillian et une autre dans sa main. Ça me rappelle le phénomène d'électroporation avec le courant galvanique que j'avais appris au BTS esthétique (note : l'électroporation ou électroperméabilisation est une technique de microbiologie dans laquelle un champ électrique est appliqué aux cellules afin d'augmenter la perméabilité de la membrane cellulaire, permettant l'introduction de drogues ou vitamines dans la cellule).

J'appris plus tard en feuilletant un magazine que cette machine fut utilisée par la NASA suite à la découverte du "Quantum Field". Les chercheurs ont découvert que la matière ne représente que 0,001 % de ce que nous sommes, le reste serait énergétique—ce que beaucoup de traditions ancestrales ont mis en évidence en parlant par exemple de "chi", ou "prana".

Cette machine explore notre relation énergétique par rapport à tel ou tel ingrédient, en travaillant sur la fréquence émise. J'apprendrai plus tard que pour qu'un élément ou un remède soit intégré dans le quotidien de Gabrillian, la relation entre ces deux doit émettre une fréquence 50. La machine émet également un son qui peut être assez discordant si l'élément observé n'est pas bon pour Gabrillian. Cela veut dire que cet élément créé un stress qui se manifestera après au sein de son corps physique.

J'ai appris également que cette technique est aussi utilisée en kinésiologie. On applique une pression égale sur le bras tendu de la personne et si la personne est affaiblie par telle ou telle chose ou pensée, le bras tombe.

Docteur Georgiou me tend la feuille d'analyse de cet examen appelé "Vegatest", et m'explique que Gabrillian est intolérant aux agrumes et aux produits laitiers. Il faut donc éviter le lait de vache, le lait de chèvre, ainsi que tous fromages, tout yaourt, pas de beurre...

Les pois en général sont à éviter, à l'exception des lentilles. Dr Raj à Londres me recommandera plus tard de préférer les lentilles orange.

Le pire pour Gabrillian c'est le sucre sous toutes ses formes. Docteur Georgiou m'explique alors que, pour la plupart des personnes, le sucre créé des inflammations. Mais dans le cas de Gabrillian ça créé une double inflammation.

« Ceci est la prescription de suppléments alimentaires que Gabrillian doit prendre tous les jours. Ils sont calculés par rapport au poids de Gabrillian donc suivez bien les instructions... »

Dr Georgiou m'énumère la liste de chaque supplément et insiste bien sur la quantité, m'expliquant et m'indiquant avec précision comment les prendre, ceux que je peux mélanger avec le jus ou non...

J'écoute attentivement.

« J'ai également prescrit une série de remèdes au cas où Gabril-lian tomberait malade, et vous continuerez à lui donner pendant 7 jours après que les symptômes de la maladie cesseront afin de s'assurer que tous les microbes disparaissent. J'ai également prescrit pour vous l'huile d'origan au cas où vous seriez malade. »

* * *

CHAPITRE 5
Changement Radical de L'Alimentation de Gabrillian

* * *

Décembre 2016

J'explique à Gabrillian dans la voiture les changements alimentaires et je passe au supermarché de Pissouri, le village où nous habitons.

« Maman, est-ce que c'est sans sucre ? Est-ce que je peux le manger ? » me demande Gabrillian en me montrant les différents produits dans les rayons.

Et me voilà en train de lire toutes les étiquettes, vérifiant tous les contenus des produits, et je suis horrifiée de voir le nombre de produits qui contiennent du sucre, ou ceux qui se disent "sugar free" et qui contiennent pire encore, de l'aspartame. Je me souviens alors de cet article qui expliquait comment les personnes diabétiques s'empoisonnaient avec ce genre de sucrettes synthétiques… Du sucre avec du jambon ?! Du sel et du sucre dans du jambon, quel est l'intérêt ?

Je me souviens aussi que la plupart des chaines alimentaires appartiennent à l'empire pharmaceutique, et là tout devient plus logique.

Au départ je fulmine, et puis je me dis qu'après tout c'est à moi de prendre la responsabilité de ma santé et de celle de mon fils, et si mes courses doivent me prendre quinze minutes de plus, je le ferai.

* * *

C'est le matin, et je prépare Gabrillian pour l'école avant d'aller travailler.

« Gabrillian viens déjeuner ! »

Je prépare le jus de Gabrillian avec une betterave, deux carottes, et de la coriandre, puis j'ajoute une cuillère de Omega fruits, 10 gouttes de Selenium, 8 gouttes de HMD (chlorella, cilantro), 0.25 ml of Vitamine D3, un quart de cuillère de L Glutamine, trois quarts de cuillère de Multi Energy, une moitié de capsule de probiotiques (acidophillus + Bifidus), et un tiers de capsules de Co enzyme Q 10 et de vitamine E.

* * *

Quelques jours après, j'entends Gabrillian m'appeler pendant que je cuisine, il a l'air alarmé.

« Maman, maman, mamaaaan… ! » crie Gabrillian

« Qu'est ce qui se passe Gabrillian ? » demandais- je inquiète.

« Regarde mes mains ! » me dit Gabrillian, en me tendant ses bras.

Ses doigts ont doublé de volume, en particulier à l'extrémité. Je remarque également une petite bosse rouge à côté de son nez. Je suis également angoissée mais mieux vaut ne pas le lui montrer car ça n'arrangera pas les choses.

« Ce n'est rien mon poussin, on appellera Dr Georgiou demain. »

Le lendemain, j'appelle le cabinet de Dr Georgiou et sa secrétaire me le passe en ligne.

« Bonjour Dr Georgiou, je vous appelle car j'ai un problème. Je pense que mon fils fait une réaction à l'un des suppléments que vous lui avez donné. Hier soir, ses doigts ont gonflé et des boutons rouges sont apparus… Je pense que c'est le Sélénium… »

« D'accords, arrêtez le Sélénium pour plusieurs jours et après réintroduisez-le à petites doses. Commencez par deux gouttes pendant 3-4 jours, et si rien ne se passe augmenter la dose de 2 gouttes encore pendant 4 jours et ainsi de suite avec un maximum de 8 gouttes. »

Gabrillian va chez son père ce soir-là et je suis sur le point de l'appeler quand soudain mon téléphone sonne.

C'est Vassilis.

« Eh Chori, c'est quoi ces boutons rouges sur Gabrillian ?! Il fait une allergie à tes trucs ! Je te préviens s'il lui arrive quelque chose ça va mal aller ! » me menace Vassilis.

C'est dans ces moments-là que je me rappelle et que je suis tellement reconnaissante de toutes les techniques de lâcher-prise et relaxation que j'ai apprises.

Je souris également en me rappelant l'affirmation que Mira, mon amie hypnothérapeute m'a apprise : « Essayer de convaincre les autres est une perte d'énergie considérable que l'on pourrait utiliser plus sagement... »

Je souffle, je respire...

« Quand je m'ouvre et laisse aux autres l'opportunité d'exprimer leurs uniques qualités, je découvre le trésor de notre humanité partagée... Je relâche maintenant tout besoin de te justifier, de recevoir l'approbation des autres et de vouloir avoir raison... »

Je souffle, souffle...

Je me sens alors recentrée et en paix, et je demande à parler avec la grand-mère de Gabrillian.

Je lui explique d'arrêter le Sélénium pendant le week-end et petit à petit je le réintroduirai dans le régime de Gabrillian.

Après quelques jours, tous les boutons ont disparu.

* * *

Les étapes à suivre

- Faire un examen Vega test pour déterminer les allergies, intolérances

- Éliminer le sucre sous toutes ses formes car il crée des inflammations dans le corps

- Calculer les suppléments alimentaires en fonction du poids

- Importance de la manière d'ingérer les suppléments

- Attention aux étiquettes " sugar free " : le sucre est souvent remplacé par de l'aspartame (cancérigène)

- Vérifier toutes les étiquettes quand on fait les courses alimentaires

- Attention au Sélénium : il peut être toxique, importance de la régénération du système digestif avant l'introduction du Sélénium

- Prendre des remèdes naturels pour soigner les infections et continuer le traitement 7 jours après que les symptômes s'estompent

- Importance des parents de prendre soin d'eux pour avoir l'énergie nécessaire pour soutenir les enfants et ne pas contaminer les enfants.

CHAPITRE 6
Résultats de l'Analyse Minérale des Cheveux

* * *

19 Janvier 2017

Aujourd'hui nous avons reçu le compte rendu des analyses de l'analyse minérale des cheveux ("hair mineral analysis") à propos des métaux lourds, faite le 8 Décembre.

Dr Georgiou me tend la feuille et m'explique que les minéraux et oligoéléments de Gabrillian sont à un bon niveau, ce qui indique qu'il ait pu absorber les minéraux et vitamines ingérés avant l'examen. Cependant, le taux d'Arsenic et le taux Aluminium sont assez élevés.

« L'arsenic peut avoir été transféré par le placenta de la mère au fœtus... on en trouve également dans les pesticides sur les légumes... En ce qui concerne l'aluminium, je vous conseille de jeter toutes poêles, casseroles en aluminium... »

Plus tard, je découvre que les céréales pour enfants contiennent également beaucoup d'arsenic car le riz est la céréale qui absorbe le plus d'arsenic du sol. Aussi, Gabrillian petit faisait une intolérance au lait. Le docteur nous avait recommandé d'utiliser du lait de riz.

J'explique à Dr Georgiou que j'ai pu réintroduire le Sélénium à petite dose, et il recommande que Gabrillian prenne également un 'lavage'. C'est un supplément qui contient du chardon Marie, du pissenlit, et de la racine de bardane. Dr Georgiou m'explique que cette solution aide à drainer les toxines du corps et il ajoute également une capsule de Chlorella pour faire sortir les métaux lourds des organes. La Chlorella est un des suppléments les plus naturels pour évacuer le Mercure et autre métaux lourds. Dr Georgiou m'explique que les analyses faites montrent les métaux lourds en circulation seulement et grâce à la Chlorella, ils vont se détacher des organes et sortir alors par la peau, la respiration, les selles et les urines.

* * *

« Chori, j'amène Gabrillian à l'hôpital il a très mal au ventre. »
Je sens dans la voix de Vassilis que c'est sérieux.
« J'arrive tout de suite… » dis-je, inquiète.
Je prends mon ordinateur portable et des affaires pour la nuit. Mieux vaut être préparée à rester.
Quand j'arrive à l'hôpital, Vassilis a le visage grave et Gabrillian se contracte sur le lit d'hôpital.
« Mon poussin ! » dis-je en étreignant Gabrillian. Il est très pale. Il pleure.
« Les docteurs disent que c'est probablement une gastro-entérite, ils veulent le garder en observation ce soir. »
Je décide donc de rester au chevet de Gabrillian. Je sors mon ordinateur portable après avoir demandé le code WIFI. J'ouvre ma boite email et découvre un message d'un ami.
"Clémentine, regarde ça," m'écrit-il. Le ton est insistant, ça doit être important, il s'agit d'un reportage à propos de vaccins et plus précisément le triple vaccin et leur impact. Le reportage démontre que de nombreux enfants autistes sont la conséquence directe de ce vaccin…"
Je regarde le reportage, bien que très fatiguée. Soudain une pensée me vient à l'esprit quand je vois l'un des enfants monter les escaliers et ce dandinement quand ils marchent… comme un canard… oui ça ressemble beaucoup à Gabrillian !
Et là j'ai un flash, un 'moment a-ha'.

Oui, Gabrillian a été intoxiqué comme ces enfants dans ce reportage !

Gabrillian a aussi fait tous ses vaccins, la DT Polio, le triple vaccin, pour l'hépatite etc... Il faut dire qu'à ce moment-là je n'avais fait aucune recherche. Je m'étais juste fiée à ce que le médecin et mes parents m'avaient recommandé. J'étais loin de me douter de tous les effets que pouvaient engendrer les vaccins.

Plus tard j'apprendrai par le docteur Tatiana, spécialiste en bio-résonance, que la dystrophie musculaire de Gabrillian aurait été provoquée par l'injection du vaccin DT Polio et Tétanos (voir Chap. 17).

Une autre pensée me vient à l'esprit ...

Si ce sont des toxines qui ont provoqué sa Dystrophie Musculaire, est-il donc possible d'éliminer ces toxines de son corps et guérir Gabrillian ? Je regarde Gabrillian qui finalement après maintes plaintes s'était endormi. Même allongé dans un lit d'hôpital où il agonisait une demi-heure plus tôt, sa guérison était pour moi à ce moment-là une révélation—une certitude et un engagement de ma part de le soutenir dans son chemin de guérison. Son "recovery path".

Je dors peu cette nuit-là. Je suis excitée.

J'écris dans mon journal la phrase : "Gabrillian est guéri."

Les points importants

- Faire un premier examen "hair mineral analysis" pour définir le nombre de métaux lourds en circulation dans le corps.

- Les métaux lourds se concentrent dans les organes et le cerveau d'où l'importance de faire d'autres tests 'hair mineral' après une détoxification aux métaux lourds car ils seront alors en circulation dans le sang et détectables.

- L'arsenic se trouve dans les pesticides utilisés pour les légumes, les céréales tels que le riz.

- L'aluminium : attention jeter toutes les poêles et casseroles en aluminium !

- Le triple vaccin peut engendrer des enfants autistiques.

- Une intoxication aux métaux lourds crée des problèmes de motricité.

Les erreurs à éviter

- Une détoxification trop rapide !

- Prendre du Sélénium si la digestion et le système immunitaire sont faible

- Importance de commencer à petites doses le processus de détoxification, si pas de réactions du corps on augmente la dose petit à petit.

* * *

9 Février 2017

« Gabrillian a une petite mine et vous avez l'air épuisée… » commence Dr Georgiou.

« Oui, Gabrillian a eu une gastroentérite. Il est allé à l'hôpital. Je lui ai donné des probiotiques mais ça ne l'a pas empêché de retomber malade. Il a constamment le nez qui coule, et dès qu'il commence à tousser le médecin nous dit de lui faire inhaler de la Ventolin (salbutamol) trois fois par jour et un autre inhalateur avec des stéroïdes. Comme ça ne passe toujours pas, en général le docteur finit par lui donner des antibiotiques et une ou deux semaines après il est de nouveau malade… »

« Combien de fois Gabrillian a déjà pris des antibiotiques ? »

« C'est-à-dire… depuis qu'il est bébé ?! » demandai-je, étonnée et un peu embêtée. Je me dis, il y en a eu tellement que je ne me rappelle pas…

« Oui, à peu près… plus de 15 fois ? » tenta Dr Georges. J'acquiesce de la tête et Dr Georges ouvre grand les yeux.

« C'est presque un crime ! » il s'écrit.

Puis il se reprend et me dit que nous allons faire suivre à Gabrillian un programme pour booster son système immunitaire car à chaque fois que Gabrillian rentre en contact avec un germe il l'attrape, et ce n'est pas normal.

Il prescrit donc pour trois mois la prise de deux suppléments—Immunfor et Epicor. C'est un mélange de différents champignons tel que le Reishi, et également du Margousier.

Il recommande également que Gabrillian boive des infusions de Gingembre et fleurs de sureau (*elderberry*).

Pendant que le docteur m'explique, et pour avoir la paix, je donne à Gabrillian mon téléphone portable pour qu'il regarde des dessins animés.

« Est ce qu'il regarde toujours l'écran de si près ? » me demande Dr Georgiou.

« Excusez-moi, mais dès que je vois des enfants de cet âge-là, hypnotisés par les écrans de portable ou iPad, ça me fait dresser les cheveux sur la tête... Les ondes magnétiques ne sont déjà pas bonnes pour un adulte, elles perturbent le système hormonal, mais pour un enfant de l'âge de Gabrillian les ondes pénètrent jusqu'à un quart du cerveau... pour un bébé c'est la moitié du cerveau... »

Et là je me dis que ce n'est pas étonnant que Gabrillian dort si mal après avoir joué ou regardé mon téléphone. J'ai honte. Si je ne lui avais pas donné les dessins animés, nous n'aurions pas pu avoir une consultation sans être sans cesse interrompus. Mais je me promets de limiter au maximum le portable pour Gabrillian.

« Est-ce que vous avez remarqué des différences, des améliorations de l'état de Gabrillian ? »

« Oui, Gabrillian a l'air plus confiant en lui-même, et ses jambes sont plus fortes maintenant ! Il essaie de descendre les marches sans s'accrocher au mur ! Il se jette maintenant des défis pour s'améliorer. On dirait qu'il a plus confiance en lui. Aussi j'ai remarqué qu'il est un peu plus calme et moins agressif à la maison. »

« A combien estimeriez-vous les progrès de Gabrillian ? » demande Dr Georgiou.

L'image prometteuse de Gabrillian hier dans les escaliers me vient alors à l'esprit. Gabrillian est debout en haut des escaliers sans rampes de la maison.

« Regarde-moi maman ! » s'écrie Gabrillian, tout excité, en descendant les marches de l'escalier, debout, en se tenant un peu au mur. Et dire qu'il y a quelques mois, il descendait les escaliers sur les fesses et déchirait tous ses pantalons !

« Je dirais à peu près 25 % d'amélioration » répondis- je en souriant.

« C'est fantastique, bravo ! » s'écrie Dr Georgiou. Il est ravi du progrès de Gabrillian, et moi de même !

* * *

Étapes à retenir de ce chapitre

Définir les allergies alimentaires, les intolérances et réduire les métaux lourds

Faire un régime d'exclusion.
Certains aliments peuvent déclencher des réactions telles que réactions cutanées, selles, douleur, fatigue, maux de tête, etc. Pour détecter ces sensibilités, le Dr Georgiou m'a recommandé de commencer par un régime d'exclusion.

Il consiste à :

- Exclure une catégorie d'aliments (produits laitiers, gluten...) à la fois pour un minimum d'une semaine à un mois
- Rechercher une amélioration clinique : entretenir un journal quotidien avec la composition des différents repas, les réactions du corps, la condition des selles
- Puis réintroduire cet aliment, cela s'appelle un test de provocation, afin que vous puissiez être sûr de l'intolérance alimentaire ou non en fonction de la réaction (urgence, urticaire, douleur à l'estomac, hyperactivité, etc.).

Si cet aliment provoque une réaction allergique, il est alors recommandé :
- d'éliminer cet ingrédient pendant au moins 6 mois et de le réintroduire une fois par semaine dans votre alimentation en guise de friandise.
- de prendre des herbes rafraîchissantes régulièrement, pour aider à soutenir les membranes du canal gastro-intestinal, telles que :

Infusion de chardon-Marie ou gentiane
Remèdes homéopathiques

- Prendre des Fleurs de Bach pour maintenir le corps sous tension.

Voici la liste de ce que j'ai trouvé de mon côté pour apaiser ses allergies

- Le jus de mangoustan (mangosteen) : c'est un antioxydant très puissant qui peut aider à maintenir le corps à l'abri du stress des radicaux libres. C'est un très bon anti-inflammatoire pour contrer l'inflammation créée par les allergènes. Surtout qu'au début, à cause des dommages causés à la muqueuse de l'intestin, la personne ou l'enfant est fondamentalement allergique à presque tout, alors j'ai trouvé que c'était un excellent soutien pour rester en bonne santé pendant la phase de transition.
- Le Frankincense, 2 gouttes sous la langue matin et soir, fait des merveilles pour apaiser les allergies alimentaires et soutenir le système immunitaire.

Éviter les allergènes communs
• Le sucre
• Le Lactose : les produits laitiers en général.

Dr Mathieu, hépato-gastro-entérologue, CHU Grenoble, France : "Il y a 4.5 milliards de personnes sur Terre qui ne digèrent pas les produits laitiers."

Les enfants sont souvent plus allergiques au lactose que chez l'adulte. Il s'agit généralement d'une intolérance qui crée une hyper-fermentation de la flore intestinale.

Pour traiter cette intolérance :
- Exclure pendant une période de 6 mois tout produit contenant du lactose.
- Réintroduire ensuite occasionnellement un maximum de 12 grammes de lactose par jour, ça veut dire un yaourt à la grecque, ou un fromage genre 'cottage cheese'
- ajouter des suppléments tels que des enzymes ou même des suppléments à base de plantes pour aider à soutenir la muqueuse intestinale lors de l'absorption (ex Aloe Vera, mangoustan)
- Préférer des produits laitiers fermentés et de chèvre une fois que la personne ou l'enfant est prêt pour ce stade.

Lorsque la laiterie est cultivée pendant au moins 24 heures, la quasi-totalité du lactose est prédigérée, ce qui la rend facile à digérer pour la personne sensible. Exemple de laiterie de culture :
• Ghee
• beurre de culture
• Crème Fraîche ou Crème Cultivée
• Yaourt
• Kéfir

- Utilisation d'alternatives telles que le lait de coco ou d'amande.

Éviter aussi le Gluten. C'est une protéine présente dans les grains de blé, d'orge et de seigle. On le trouve exclusivement dans la graine de la plante, c'est la partie que nous broyons pour l'utiliser comme farine.

Où vous le trouverez :
- orge
- seigle
- blé
- pain
- céréales commerciales, muesli, avoine,
- pâtes.

Alternatives à l'utilisation : Le sarrasin. Ce n'est pas un blé, ce n'est même pas un vrai grain, il doit également être étiqueté sans gluten car il peut parfois être croisé. Aussi : Avoine sans gluten. Le Quinoa et le Millet sont d'assez bonnes options aussi.

• Les FODMAP – oligosaccharides fermentescibles (fructanes, galacto-oligosaccharides), disaccharides (lactose), monosaccharides (fructose) et polyols (sorbitol, mannitol, xylitol, maltitol): On en trouve beaucoup dans l'ail, les artichauts, les pois, les lentilles, les pêches, le melon, la grenade, les raisins, les saucisses, le miel, le lait, les pommes, les poires, les asperges, les betteraves, les choux, les haricots, le café, le persil, les poireaux ...
La sensibilité peut varier d'une personne à l'autre. Par exemple mon fils, c'est avec les haricots, mais il peut manger des lentilles corail.
Tous les produits laitiers sont riches en FODMAP, et le seigle et l'orge sont riches en fructanes et en galactanes.

Faites un Vega test.
Faites une analyse minérale de cheveux (hair mineral analysis).

Les erreurs à éviter

- Ne pas vérifier avec la machine bioresonance la compatibilité des remèdes avec la personne traitée.
- Une certaine marque de suppléments peut avoir différents composants qui peuvent être incompatibles avec la personne et créer des inflammations dans le corps inutiles et faciles à éviter.
- Bruler les étapes et donner des détoxifiants ou chélateurs de métaux lourds trop vite
- Être agressif et pas progressif !

Prescription pour booster le système immunitaire
- Immunfor: neem, reishi
- Ginger infusion

CHAPITRE 7
Visite Chez Dr. Raj Bhachu à Londres

* * *

14 Février 2017

Nous avons pris l'avion tôt ce matin. Nous sommes arrivés à Londres aux alentours de 11h du matin.

« Gabrillian, viens ici !! »

Je n'arrête pas de l'appeler. A chaque fois que je tourne la tête il s'est faufilé quelque part !

Je regarde la poussette. Nous avons fini par l'utiliser pour transporter les bagages voyant le peu d'intérêt qu'a Gabrillian de s'assoir dedans.

Enfin, il se fatigue, et il demande à s'assoir.

Nous attendons dans la file d'attente pour prendre un ticket pour le métro. Je vois que Gabrillian s'impatiente déjà, et là c'est Krasimir qui s'en mêle et mon fils retourne se rassoir.

Je me demande comment Gabrillian peut être à la fois si agité et si facilement fatigué au point quelquefois que même ses yeux trahissent une grande fatigue.

Il a de l'énergie pour passer sous toutes les barrières, ouvrir toutes les banderoles de l'aéroport mais pas pour marcher plus de 100 mètres et mâcher un steak de bœuf.

Nous arrivons finalement à Northwood Hills, non pas sans se perdre une ou deux fois.

Nous nous sommes rassasiés par la suite à un petit restaurant. Gabrillian a mangé deux œufs au plat, certainement fris avec de l'huile de tournesol, et exceptionnellement des frites.

Gabrillian ne se doute pas que c'est la dernière fois qu'il mangera des frites.

* * *

Au rez-de-chaussée se trouve l'accueil principal pour les différents bureaux des étages supérieurs et après nous être présentés, Bella—la secrétaire de Dr Raj—vient nous chercher.

L'accueil est bienveillant, et Gabrillian se sent tout de suite à l'aise.

« Alors dites-moi en quoi est ce que je peux vous aider ? Qu'est-ce qui vous dérange avec la condition de Gabrillian ? » demande Dr Raj.

Je lui explique que les tests ne donnent rien, et que nous n'avons toujours pas de diagnostic certain.

Dr Raj m'interrompt et me demande de m'en tenir aux symptômes.

Je décris alors les différents symptômes de Gabrillian : sa démarche, ses problèmes d'équilibre et de coordination, les amyotrophies des deux quadriceps, son hyperactivité, ses fatigues…

Dr Raj me demande également l'historique médical, de mon côté et du côté du père de Gabrillian.

« Et vous ? Est-ce que vous avez des problèmes de santé ? » demande Dr Raj.

« De mon côté, j'ai un cousin qui a une **myasthénie gravis** (que je sais maintenant provient du grec ancien et du latin, et qui veut dire 'faiblesse sérieuse du muscle') et un grand oncle qui a une sclérose en plaque. Ma mère est décédée quand j'étais petite, d'un cancer du sein. Mon système immunitaire est plutôt faible car j'ai souvent différentes infections. »

« C'est tout ?! Et le papa ? » demande Raj, étonné.

« Vassilis a un frère avec des rhumatismes assez sérieux. Il doit se faire des piqures tous les jours pour la douleur… Quant à Vassilis, il a eu pendant que j'étais enceinte des crises d'angoisses. Il souffre également en permanence de reflux d'acide et du syndrome du côlon irritable... »

Dr Raj prend des notes.

Il demande maintenant à Gabrillian d'enlever ses chaussettes.

Dr Raj rit en voyant que Gabrillian porte également des collants sous son pantalon.

« Vous venez du chaud, hein, pour vous ici il fait très froid... »

J'explique à Dr Raj que Gabrillian a toujours les pieds froids. Il a du mal à se réchauffer et la nuit il demande toujours à avoir une couverture extra. Et quand je retourne le voir avant d'aller me coucher je remarque qu'il est maintenant extrêmement chaud aussi il ne s'est pas découvert et il est couvert de sueur.

C'est comme s'il n'avait pas l'habilité de ressentir la température de son corps.

Dr Raj commence l'évaluation de la condition de Gabrillian...

Il utilise aussi une machine à Biorésonance, cependant sa technique est complètement différente de celle de Dr Georgiou.

Il commence avec les mains de Gabrillian.

A chaque fois qu'il fait une évaluation d'un doigt avec la machine, il applique sur l'extrémité des doigts ou parfois même l'insertion des doigts un peu d'eau pour augmenter la conductivité.

Il m'explique que sur tel ou tel doigt il peut notifier un déséquilibre lié à un organe, une glande ou encore un système.

Il travaille ensuite avec les pieds et les doigts de pieds de Gabrillian qui correspondent également à d'autres organes.

Je l'écoute et l'observe, fascinée, entrer des données à propos de l'état de santé de chaque organe de Gabrillian.

Gabrillian se laisse faire et semble même intéressé par le travail de Dr Raj.

Il m'apprend que Gabrillian a des problèmes de thyroïde et que la plupart de ses organes et glandes sont déséquilibrés.

« Mais pas de souci, nous allons remédier à cela », il m'assure.

Après l'évaluation, il place les suppléments alimentaires que Dr Georgiou a recommandé pour mon fils sur la machine tandis que Gabrillian tient une électrode dans sa main.

Dr Raj place alors l'autre électrode en forme de stylo sur les doigts de sa main gauche pour évaluer sa compatibilité avec ses remèdes.

Il les vérifie un par un et me précise que seulement deux suppléments sont bons pour Gabrillian.

Il s'agit d'une teinture mère à base de Margousier pour stimuler son système immunitaire, et différents champignons. La teinture de fleurs de Bach préparée par Dr Georgiou s'avère également un très bon remède pour mon fils.

J'appris plus tard la raison pour laquelle Gabrillian a fait des progrès avec certains suppléments, et également pourquoi il a eu des réactions cutanées et des problème intestinaux avec d'autres.

Je découvrirai aussi, par la suite, que lorsqu'une personne souffre d'intestin perméable elle devient intolérante à peu près à tout. Gabrillian aurait donc peut être absorbé un peu de nutriments au début, mais après son corps aurai fait une réaction allergique.

Aussi, le Sélénium est un métal lourd, et peut se transformer en poison pour le corps si la personne est déficiente en minéraux essentiels.

Ensuite, Dr Raj ouvre une autre boite avec de multiples petits échantillons qu'il place sur la machine à la place des suppléments.

« Ce ne sont pas les vaccins qui ont causé les problèmes de Gabrillian ? C'est bizarre... est ce que vous ou votre mari avaient déjà pris de la drogue dans le passé ? De la drogue dure je veux dire ? »

« Non, et je suis également sûre à propos de Vassilis que la réponse est non aussi... »

« Oui, vous n'avez pas la tête non plus... » réponds Dr Raj, songeur.

Dr Raj place à présent différents remèdes phytothérapeutiques et homéopathiques dans une coupe métallique sur la machine, destinés à tester la compatibilité énergétique de mon fils avec ces suppléments. Je le vois enlever et échanger différents suppléments et tester encore et encore avec différents doigts correspondant à différents organes, très vite, jusqu'à ce qu'enfin, il trouve la parfaite combinaison pour le système immunitaire, respiratoire, cardiaque, endocrine et tous les organes et glandes correspondants de Gabrillian.

Enfin, je le vois satisfait de sa découverte.

« Ma secrétaire va vous expliquer comment utiliser ces remèdes à base de plantes et nous allons également vous fournir une liste des aliments que Gabrillian peut consommer. Ça va être dur, très dur, mais vous devez le faire ! A partir de maintenant vous allez devoir éliminer tout gluten de son alimentation ! Et également plus de produits laitiers et plus de sucre ! »

Je me demandais au début pourquoi le gluten. Dr Georgiou n'avait pas dit que Gabrillian était intolérant au gluten. J'appris plus tard que les produits laitiers et le gluten empêche l'absorption des aliments en créant un genre de 'colle' dans la muqueuse intestinale.

Dans le cas de mon fils, il est parfaitement logique que l'on évite ce genre d'aliment afin de ne pas ajouter au problème de malnutrition.

« Vous lui ferez des tartines avec des galettes de riz et du beurre d'amande, c'est délicieux ! Au petit déjeuner, des œufs mi mollet avec des tranches d'avocat. L'important c'est comment vous le préparez… »

« Vous allez faire du bouillon de poulet fait maison, ma secrétaire va vous fournir la recette, c'est très bon et vous pouvez l'ajouter après aux soupes ou à vos plats. A Chypre, vous faites une soupe 'œuf et citron', c'est succulent et parfait pour Gabrillian. »

« Qu'est-ce que je peux lui donner à la place du gluten ? » demandais-je, soucieuse.

« Vous allez lui donner du riz blanc basmati (pas du riz brun, c'est indigeste), du quinoa (mais pas d'excès car ça enflamme le tube digestif), des lentilles corail (couleur orange). Plus tard vous pourrez également faire votre propre pain à base de farine de pois… »

« Est ce qu'un jour Gabrillian pourra aussi manger des produits laitiers ?»

« Après, il sera capable de se faire des tartines de fromage 'cottage'… Pour l'instant, nous allons nous focaliser sur un régime riche en protéines—de bons acides gras—et faible en glucide. Les protéines animales permettent de renforcer les muscles et maintiennent le taux d'énergie élevé sans causer de pic d'insuline. Pour les protéines animales, vous allez lui donner de la volaille, un peu de bœuf, du lapin, des poissons non d'élevage, des œufs de poules élèves en plein air… L'important pour la viande, c'est la source ; c'est à dire privilégiez l'organique et les viandes maigres. »

Recette de bouillon d'os de poulet Dr Raj

Ingrédients

1 poulet entier fermier bio ou 1 kg de morceaux de poulet osseux, tels que le cou, le dos, les sternums et les ailes
Gésiers (facultatif)
2-4 pattes de poulet (facultatif)
4 litres d'eau froide filtrée
2 cuillères à soupe de vinaigre de cidre de pomme
1 gros oignon, haché grossièrement
3 branches de céleri, hachées grossièrement
2 carottes, pelées et hachées grossièrement
1 bouquet de persil

Préparation

Si vous utilisez un poulet entier, coupez les ailes, retirez le cou, les glandes graisseuses et les gésiers de la cavité.
Couper les morceaux de poulet en plusieurs morceaux.
Placer le poulet ou les morceaux de poulet dans une grande casserole en acier inoxydable avec de l'eau, du vinaigre et tous les légumes sauf le persil.
Laisser reposer 30 minutes.

Porter à ébullition et enlever l'écume qui remonte à la surface.
Réduire le feu, couvrir et laisser mijoter 6 à 8 heures.
Plus vous faites cuire le bouillon longtemps, plus il sera riche et savoureux.
Environ 10 minutes avant de terminer le bouillon, ajouter le persil.
Cela apportera des ions minéraux supplémentaires au bouillon.

Retirer le poulet entier ou les morceaux avec une écumoire.
Si vous utilisez un poulet entier, laissez refroidir et retirez la viande de poulet de la carcasse et réservez-la pour d'autres utilisations telles que les salades de poulet.
Filtrez le bouillon dans un grand bol et laissez reposer jusqu'à ce que la graisse remonte à la surface et se fige.
Retirez cette graisse et réservez le bouillon dans des récipients couverts dans votre réfrigérateur ou votre congélateur.

* * *

Quelques semaines plus tard je parle avec Dr Raj sur Skype.

« Bonjou Clémentine, comment allez-vous ? Comment se porte Gabrillian ? »

« Merci je vais bien... Gabrillian va bien généralement cependant il a toujours des problèmes de diarrhée... et il ne prend pas de poids... »

« Ça va lui passer, vous verrez. Après, ses muscles vont grossir aussi. Mais attendez, je vais chercher une collègue pour vous montrer une technique que vous allez faire sur Gabrillian pour réguler ce problème. »

Dr Raj dirige la camera vers le dos de sa collègue, assise sur un tabouret. Il m'explique :

« Vous allez mesurer, à environ deux doigts, pouce et index, en dessous de la ligne des cheveux dans la nuque, vous utiliserez la mesure des doigts de Gabrillian, et presser six fois avec les tranchants des deux mains, comme ceci... et encore six fois en dessous et encore six fois... »

Dr Raj me montre comment stimuler des points d'acupuncture avec le tranchant des mains, je reconnais le méridien de la vessie. Cette stimulation permet de réguler le trop plein d'énergie dans le méridien de la vessie et ainsi réguler le manque d'énergie dans le méridien reins à l'origine des problèmes de digestion et absorption.

« Est-ce que je peux utiliser du miel ou du sirop d'agave pour Gabrillian ? » demandai-je à Dr Raj.

« Non, le sirop d'agave n'est pas bon pour lui. Préférez de la cannelle ou du miel Yemeni... cherchez sur internet et vous verrez les propriétés de ce 'superfood'. »

« Le père de Gabrillian lui donne toujours du sucre et des yaourts... »

« Redonnez-moi son téléphone. Je vais l'appeler et lui expliquer en quoi c'est tellement important. »

* * *

Mai 2017. Deuxième rendez-vous à Londres.

Enceinte de 5 mois, un sac à dos sur les épaules, rempli de nos vêtements pour le lendemain, je poussais une poussette maintenant vide... Je regarde Gabrillian se faufiler entre les bandes supposées séparer la queue avant la douane de l'aéroport... C'est comme si Gabrillian avait un sixième sens et qu'il pouvait sentir la frustration, l'impatience, l'énervement de toutes ces personnes qui attendent en file. Peut-être même qu'il pouvait ressentir leur envie presque espiègle de défaire toutes ces bandes, et de se libérer de toutes ces règles !
Et voilà qu'il n'en peut plus d'attendre. Il me regarde maintenant avec un sourire jusqu'aux oreilles, et il commence à détacher les bandes ! Non seulement il n'écoute rien mais en plus il me nargue !
Comment l'arrêter ? Il s'est déjà faufilé dans les premières rangées !
« A qui appartient cet enfant ? » ronchonne le douanier.
Rouge de honte, j'articule que c'est mon fils.
« Passez devant s'il vous plait et venez le récupérer ! » m'indique l'agent britannique d'un ton sec.
Je passe devant tous ces gens qui me regardent avec colère.
J'attrape Gabrillian, et lui promets qu'il va m'entendre et qu'il sera puni d'Ipad pendant un moment.
Il rechigne et pleure un peu, mais ça ne dure pas.
Nous arrivons finalement devant une belle demeure de style Edwardian sur la rue Murray à Northwood Hills. J'avais trouvé cette chambre d'hôte sur AirBnB.
Gabrillian était désormais tellement fatigué de toutes ses escapades à l'aéroport qu'il n'a pas bougé de sa poussette, à part dans le métro où il n'a pas pu s'empêcher de danser entre les portes. J'ai bien cru que mon cœur s'arrêtait, mais finalement on a survécu.
« Enfin je vais pouvoir me reposer... » me dis-je.

Nous sonnons à la porte et un autre petit garçon vient nous ouvrir avec ses parents et nous faisons les présentations. Je remarque à ce moment-là que Gabrillian a disparu dans la cuisine de l'hôte et demande à manger à la maitresse de maison.

Gênée, j'attrape Gabrillian par la main et j'explique que nous nous apprêtons à sortir pour manger. A ce moment-là il aperçoit le piano.

« Non Gabrillian, ne touche pas à ça ! »

J'arrive finalement à le détacher du piano et le guide à notre chambre.

« Je te laisse jouer une minute ici, je vais à la salle de bain. »

A peine ai-je fermé la porte de la salle de bain que je l'entends déjà jouer du piano… Je m'apprête à sortir quand j'entends la dame qui demande à Gabrillian de ne pas jouer sur ce piano, elle lui explique qu'il est dans sa famille depuis très longtemps et qu'il est très vieux. Elle lui propose des maracas à la place. Il n'a pas l'air particulièrement emballé.

* * *

Nous sortons dîner.

Je décide de tenter notre chance dans la petite ville de Northwood.

Je me dis qu'exceptionnellement je peux le laisser manger ce qu'il souhaite. Après tout, Dr Raj nous a même dit de ne pas emmener ses remèdes avec nous.

Il commande des spaghettis à la bolognaise—il adore ça—et aussi un petit dessert.

Je l'observe déjà se glisser sous la table. Il se met alors à courir partout dans la restaurant et décide de se cacher même sous les tables.

Gênée, je finis vite mon assiette, paie l'addition, et nous disparaissons dans la rue.

« Gaby, reste dans ta poussette ! Bon, si tu continues comme ça, tu vas y aller tout seul jusqu'à la maison ! Moi je te laisse tout seul ! » dis-je irritée.

Il ne m'entend pas. Il est dans son monde, il devient incontrôlable. Il est incapable de rester en place.

Nous arrivons enfin à la maison Edwardienne et je n'ai qu'une envie, prendre une bonne douche et dormir. Mais Gabrillian en a décidé autrement. Il veut aller jouer dehors avec le petit garçon qu'il a aperçu en arrivant. Finalement, je le calme en lui proposant mon iPad pour avoir la paix au moins pendant que je me douche.

Quand je reviens dans la chambre, il s'est assagi. Je le change et il s'endort enfin.

Allongée à côté de mon petit garçon, la veille de notre rendez-vous avec Dr Raj, mille pensées m'assaillent de toutes parts.

Je réussis finalement à m'endormir.

* * *

Le lendemain matin, notre hôte vient nous apporter le petit déjeuner à 7 heures comme convenu. C'est un superbe petit déjeuner très varié, avec des Weetabix, des fruits, des scones, du lait, du thé...

Je me demande comment leur dire, après tous leurs efforts, s'ils ne pourraient pas tout simplement nous faire deux œufs au plat. Je ravale ma salive et me dis encore que pour une fois ça ne va pas lui faire de mal... Quelle bêtise !

Notre hôte nous dépose comme prévu devant le bureau de Dr Raj et je le remercie bien pour son accueil et son aide.

J'aperçois Dr Raj avec ses étudiants, discutant de sa méthode. J'appris plus tard que Dr Raj enseigne sa technique. Il m'expliqua que ça peut prendre plus d'un an pour former des étudiants.

Gabrillian est tout excité dans l'ascenseur. Il veut absolument parler au Dr Raj... Son anglais n'est pas très bon à ce moment-là alors il me sollicite sans arrêt.

« Maman, maman, dis au Dr Raj que j'ai mangé des choses su-crés ! »

Gabrillian sort son petit livre dans lequel sa grand-mère et moi avons décrit tous les repas de Gabrillian et également ses réactions digestives ou autres s'il y en avait.

Dr Raj me demande de lui lire quelques pages pour avoir une idée de ce que Gabrillian mange.

« Vendredi 9 Juin, pour le petit déjeuner, il a mangé deux œufs mi mollet et la moite d'un avocat… »

« Très bien. »

« Pour le goûter, une pomme, une galette de riz avec du beurre de cacahuète... »

« Préférez du beurre d'amande. »

« Sa grand-mère lui fait également beaucoup de lapin et de pou-let. Il mange généralement aussi beaucoup de saumon et de do-rade. »

« C'est bien. »

« Maman, maman… » insiste Gabrillian en me tirant le bras.

« On lui fait également beaucoup de patates douces pour rem-placer les pommes de terre. Sa grand-mère lui donne également du sirop d'agave pour remplacer le miel. »

« Maman, maman, dis à Dr Raj que… » m'interrompt Gabrillian.

« Ça ce n'est pas bon, il vaut mieux utiliser de la cannelle ou du miel Yemeni » me recommande Dr Raj.

J'observe le Dr Raj qui vérifie tous les organes et glandes avec la machine bioresonance. Il applique un peu d'eau sur les bouts des doigts de Gabrillian. La machine fait un son plutôt harmonieux. Je suis surprise et demande à Dr Raj si sa condition s'est améliorée.

« Regardez les couleurs ! » s'écrit Dr Raj en me montrant l'écran de l'ordinateur où sont classifiés un à un les principaux organes, glandes et systèmes endocrines.

La couleur dominante est neutre. Deux lignes seulement sont en-core rouges.

« Gabrillian va beaucoup mieux. Tous les indices sont proches de 50, ce qui est la norme. Seulement la vésicule biliaire et la rate sont encore déséquilibrées. »

« Comment est sa vie personnelle, maintenant ? »

Je me rappelle que la première fois Dr Raj avait été surpris de voir ce déséquilibre dans sa vie personnelle.

« Ce n'est toujours pas bien… »

« Je vais vous donner quelque chose pour ça. »

« Est-ce que vous avez remarqué des changements chez Gabrillian, depuis votre dernière visite ? »

« Je dirais qu'il est moins malade, son système immunitaire semble s'être amélioré… Il semble mieux digérer, il a moins de diarrhée, et il est généralement plus calme. En revanche, il n'a pris que 500 grammes de poids depuis la dernière fois que je vous ai vu. »

« Vous verrez, Clémentine, après, ses muscles grossiront. Pour le moment il faut que son système digestif soit parfait, et après nous travaillerons au niveau des muscles. »

Je me rappelle que lorsque Gabrillian prenait du Co-Enzyme Q10, Sélénium et vitamine D, Gabrillian était plus fort au niveau des jambes.

Dr Raj me prescrit d'autres suppléments pour mon fils, un nouveau remède appelé MTB-Tox… Je lis en ligne la description suivante : *MTB-Tox est une formule homéopathique unique conçue pour adresser le stress géopathique et les "impondérables" et fournir les résonances nécessaires à la force vitale pour amener la guérison et la résolution.*

Gabrillian n'en peut plus, il saute partout, il est surexcité.

« Qu'est-ce que Gabrillian a mangé hier soir et ce matin ? » me demande Dr Raj, en l'observant, un peu inquiet.

J'explique au Dr Raj les spaghetti d'hier et les Weetabix du matin…

« Ah ben c'est pour ça ! » renchéri-t-il. « Ça explique tout ! »

« Est-ce que les effets peuvent agir si vite et avec seulement deux rations ? » demandais-je étonnée.

« Bien sûr ! » m'affirme Dr Raj.

« A l'école, il mange encore des gâteaux, la maitresse se plaint qu'elle tourne à peine le dos, qu'il a déjà pris le goûter d'un autre enfant. Parfois il va même les prendre dans leur sac et se cacher pour les manger... »

« Ça, vous ne pouvez pas le contrôler, c'est lui qui veut toujours manger ces choses-là. Mais à la maison vous pouvez lui indiquer vos propres règles et être intransigeante. »

« Qu'est-ce que ça lui fait exactement quand il mange des choses sucrées ou du gluten ? »

« Ça lui donne une tape au cerveau et il ne comprend pas ce qui lui arrive. »

Et là tout devînt limpide. Et oui, voilà pourquoi à chaque fois qu'il mange de ces choses-là, il devient hystérique, incontrôlable. C'est comme s'il se sentait gêné, mal à l'aise et qu'il ne sait pas l'exprimer... Même quand il a mal au dos dû à sa mauvaise posture et démarche il ne savait pas le dire et si je lui masse le dos il me dit que ça le chatouille en gigotant dans tous les sens...

Je décide donc d'être plus intransigeante à la maison.

Soudain Gabrillian attrape un coussin dur et me frappe de plein fouet sur le nez... Les larmes me montent aux yeux. J'avais déjà des allergies avec le nez gonflé et les yeux rouges mais là c'était la totale !

J'entends Dr Raj qui réprimande Gabrillian.

« Ne fais pas ça, c'est la personne qui s'occupe de toi... » explique-t-il à Gabrillian.

« Est-ce que ça va Clémentine ? »

Je suis tellement fatiguée, la douleur qui me lance, l'humiliation... je me mets à pleurer.

Gabrillian me regarde, il ne sait pas trop quoi faire, il sait qu'il a fait une bêtise...

Plus tard il me demandera pardon pour son geste.

J'appris également plus tard que les enfants comme Gabrillian avec un problème de déficit de l'attention manquent souvent d'empathie aussi. Souvent ils tapent ou même mordent les personnes qu'ils aiment le plus, ou qui sont les plus proche d'eux. C'est une question de biochimie, de récepteurs de neurones... même s'ils ne souhaitent pas le faire, c'est plus fort qu'eux. On appelle ça des 'troubles du comportement'.

Quand je demande au Dr Raj s'il a des cas comme Gabrillian, il m'affirme que d'habitude c'est même pire.

Nous décidons de focaliser notre attention les semaines qui suivent sur les problèmes gastriques de Gabrillian, en particulier réparer son syndrome de l'intestin perméable.

Nous nous apprêtons à sortir du cabinet de Dr Raj, et Bella, la secrétaire est en train de nous préparer les remèdes homéopathiques pour Gabrillian. Elle nous offre également un verre de cette fantastique eau minérale Fiji, que Dr Raj recommande également d'utiliser. Fiji est une eau extraite d'un aquifère artésien des iles Fiji et elle est riche en silicium, magnésium et calcium, qui lui donne un gout très doux. Dr Raj m'a également fourni une liste d'eaux minérales qu'il recommande comme l'eau Fiji et Volvic.

Je remarque à présent l'autre secrétaire qui s'active dans un laboratoire à l'arrière du bureau à produire plus de remèdes, car je la vois tenir une bouteille de Vodka, un alcool nécessaire pour créer ce genre de remèdes... on doit ensuite laisser les plantes ou racines macérer pendant des semaines. Je l'ai appris quand j'ai étudié la phytothérapie.

Bella m'explique à présent comment prendre les remèdes.

« Vous allez mélanger 10 gouttes de chaque teinture mère dans 700 ml d'eau... »

« Est ce que je peux faire moitié-moitié et lui donner à boire ce mélange une fois le matin et une fois le soir ? Car quand il va à l'école, je ne peux contrôler la quantité d'eau qu'il boit et aussi peut être qu'il va échanger sa gourde avec celle d'un autre enfant. »

« Je comprends. Laissez-moi poser la question au Dr Raj. »

Elle revient et m'annonce qu'il n'y a pas de problèmes à partager en deux grands verres d'eau.

« Je confirme également que vous pouvez utiliser de l'eau bouillante pour faire évaporer l'alcool contenu dans les remèdes… »
Nous sortons du cabinet du Dr Raj et nous nous apprêtons à prendre 4 métros, 2 heures de bus, des heures d'attente à l'aéroport, et finalement 5 heures d'avion pour rentrer à Chypre.
Ça va être une longue journée !

* * *

Plus tard, à l'aéroport

« Madame, il va falloir tout me sortir… » me dit l'officier de la douane de l'aéroport Gatwick.
« J'ai la prescription du docteur de mon fils… » bredouillais-je.
« OK, oui, c'est mieux… » m'informe-t-il.
Je défais tous mes bagages pour sortir toutes les bouteilles de remèdes homéopathiques, mais pendant ce temps Gabrillian s'est déjà échappé, aventuré à escalader toutes les tables mises à disposition pour refermer les bagages.
« Madame, c'est votre fils… ? » l'officier commence à s'impatienter…
Je hoche la tête pour un oui honteux…
« Est ce que vous pouvez lui dire de descendre ? » s'énerve le douanier.
« Gabrillian ! Gabrillian ! Dépêche-toi ! » hurlais-je.
Mais Gabrillian, drogué au gluten et au sucre, était déjà loin dans ses pensées et n'entendait désormais plus rien de ce que je lui disais. Il a déjà perdu tout contact visuel avec moi et les personnes qui l'interloquent.

* * *

Dans l'avion, Gabrillian ne tient pas en place.
Il se glisse sous son siège pour aller marcher dans le corridor. Il a trouvé quelqu'un avec qui jouer. Devant nous se trouvent deux petites filles qui ricanent toutes les deux minutes, en particulier quand Gabrillian fait le clown.

Il veut attirer l'attention de la petite fille qui se trouve devant lui et lui tire un peu sur sa tresse…

« Papa, papa… » se plaint la petite fille.

Le père se retourne et commence à la consoler.

« Qu'est ce qui se passe ma chérie ? »

« Le garçon derrière m'a tiré les cheveux … »

J'explique à Gabrillian de ne pas tirer les cheveux des filles, ce n'est pas gentil et ça fait mal…

Et voilà maintenant que la petite fille le nargue. Je la vois qui le regarde entre les deux sièges, et maintenant elle place exprès une de ses nattes entre les sièges, bien à sa portée.

Gabrillian ne peut pas résister et tire sur les cheveux de la petite fille une deuxième fois. Et là c'est le drame. Le père se lève, change de siège, appuie sur le bouton et demande au steward de les changer de place car sa fille se fait embêter par le petit garçon derrière eux.

Je suis tellement énervée et vexée, non seulement par l'attitude exagérée du père et l'espièglerie de la petite fille qui me rappelle ma sœur, mais aussi par Gabrillian qui saute les deux pieds joints dans le seau—et moi incapable d'articuler et de défendre ma position et celle de mon fils.

* * *

A l'aéroport, de Larnaca, rebelote ! Gabrillian passe sous les bandes pour la queue, et je me retrouve encore une fois honteuse et énervée à passer devant tout le monde pour attraper mon fils incapable de se comporter "normalement" !

Le père de la petite fille me regarde avec amertume et me lance, "Encore une fois, c'est vous qu'on attend !"

J'ai l'impression que je vais exploser.

Et je pense, personne n'a un peu de compassion pour moi, c'est tellement injuste, je suis fatiguée, je suis enceinte de cinq mois, ça fait deux jours que je voyage avec mon fils que personne d'autre n'ose emmener plus loin que quelques kilomètres parce qu'il est insupportable et incontrôlable.

Ça fait deux jours que je ne fais que ça, courir après Gabrillian, rentrer et sortir d'un avion avec un sac à dos sur le dos et sa poussette qu'il n'utilise qu'en cas de grande fatigue...

Et là, la seule chose que j'arrive à articuler à cet abruti : "C'est quoi ton problème ?!"

Finalement, nous arrivons enfin à la sortie.

Vassilis était venu nous chercher, car j'avais laissé ma voiture chez ses parents, et Vassilis avait insisté pour accompagner Gabrillian à l'aéroport. Il se sentait certainement coupable de ne pas venir avec nous pour parler avec le Dr Raj comme je lui avait déjà demande maintes fois. Vassilis évitait en général tous les rendez-vous avec les docteurs ou praticiens alternatifs. Je pense qu'il avait peur de la vérité, à savoir que Gabrillian avait un problème qui ne se résolvait pas avec un cachet.

Dans la voiture, nous discutons des changements nécessaires au régime alimentaire de Gabrillian.

« Tu sais, Chori, moi je n'y crois pas à tout ça... » me dit Vassilis.

Et là c'est la goutte qui fait déborder le vase.

« Tu te fous de moi ?! Ça fait deux jours que je me trimballe Gabrillian partout, je suis fatiguée, et il est incapable de rester en place ! Je me fais insulter parce qu'il embête les autres gens et c'est tout ce que tu trouves à dire... ?! »

« Je ne t'ai rien demandé, moi ! C'est toi qui a choisi de faire tout ça, de t'embarquer dans cette expérimentation... »

« C'est vrai que c'est mieux de rester assis et regarder Gabrillian se détériorer et finir dans une chaise roulante car il n'y a pas de cure... c'est ça que tu préfères ?! »

« Ferme-la, je te préviens, ou je vais vraiment m'énerver ! »

Vassilis est rouge de colère et je sens à son haleine qu'il a bu. Nous arrivons chez ses parents et je descends de la voiture. Je prends ma voiture et pars.

Dans la voiture, je pleure. Je suis tellement en colère ...

Un peu plus tard dans la soirée, Vassilis m'envoya des messages d'excuses.

* * *

Je rentre chez moi et vais directement me coucher. Je rejoue toute la journée dans ma tête, tout ce qui s'est passé, et là me vient une révélation…

J'ai tout pris personnellement, et je me suis mise à la place d'une victime, donnant à tous mes interlocuteurs un bâton pour me battre !

Je me lève et me regarde dans le miroir de la salle de bain.

J'hésite… Peut-être ne suis-je pas prêtre à me détacher de cette personnalité de victime. Après tout, c'est moi…

Je revois la scène quand Gabrillian me tape avec le coussin chez le Dr Raj et petit à petit je découvre la scène cachée derrière…

Je me revois adolescente. Je voudrais être invisible ; j'ai tellement honte de moi, avec tous mes boutons d'acné sur les joues.

Tous les jours, face à mon miroir je me hais un peu plus. Je me dis des choses comme *"regarde-toi, tu es si laide… tu ne mérites même pas d'exister"*. J'ai même parfois envie de me faire mal ou d'en finir avec cette vie. Personne ne semble s'en apercevoir. Ma sœur me dit *"Tu n'es pas la seule, il y en a qui ont bien plus de boutons que toi"* et je lui réplique *"Oui, et il y en a comme toi qui n'ont rien du tout ! C'est tellement injuste. Pourquoi moi ?! "*

Un jour, durant l'EPS ('éducation physique et sportive') à l'école, on joue au handball. Je me sens mal à l'aise, toujours en crainte d'attirer l'attention sur moi, et là je reçois en plein visage une balle lancée avec une telle force que ça me coupe le souffle… Mon nez est tellement douloureux que j'en ai les larmes qui me montent aux yeux… Je revois toute la scène… Le garçon qui s'excuse… La honte et la colère qui montent en moi… Ma voix qui s'efface et se perd dans les propos méchants que je lance à ce garçon…

Je revois la scène d'aujourd'hui qui se superpose à ce que j'ai vécu ce matin à Londres, et j'entends la voix de Dr Raj : "Qu'est-ce que je peux faire pour vous Clémentine… ?"

C'est comme un écho…

Pourquoi me suis-je projetée dans ces deux scènes ? Quelle en est la signification ? Était-ce une expérience que j'ai créée et attirée à moi parce que je me considère être une victime ? Dans ce cas, je ne peux qu'attirer à moi des expériences qui confirment mon apriori. Peut-être que ces expériences sont là pour nous rappeler *de ne plus jouer à la victime,* car en réalité nous sommes responsables de nos circonstances, créées par nos pensées… ?

Petit à petit je reviens au moment présent…

Oui, bien sûr, ce rejet, cette haine, cette déception envers moi même, mon apparence et comment les autres me perçoivent…

Il est temps de les laisser aller.

Je suis maintenant face au miroir. Je me regarde droit dans les yeux, les larmes coulent et ma gorge est nouée… Je me regarde dire ces quelques mots à moi-même :

"Je me pardonne pour m'être jugée indigne d'être chérie, indigne de recevoir de l'attention, défaillante de mes attentes…"

"Je pardonne mes parents de ne pas toujours avoir su me démontrer ma valeur, pas toujours su me donner l'attention dont j'avais besoin…"

"Clémentine, je t'aime de toute façon et de toutes les façons…"

Les larmes coulent sur mes joues, je me souris à moi-même.

Je pense combien de fois j'ai jugé Narcisse pour se regarder si longtemps et dire à son reflet qu'il l'aime. En fait, il en faut du courage pour le faire et ce soir je me sens plus légère. Je sens qu'une partie de moi s'est détachée, la victime n'est plus. Et je sais qu'elle reviendra, qu'elle est ma compagne fidèle, mais maintenant je l'ai à l'œil.

J'éteins la lumière de la salle de bain et je vais me coucher en paix.

* * *

CHAPITRE 8
Rencontre Avec Todd Harrison

* * *

Mars 2017

Mark m'avait envoyé un email. Il s'agissait de différents liens Internet à des vidéos qu'il me priait de visionner. Je presse le lien et me retrouve sur le site "Beat Muscular Dystrophy" avec de multiples vidéos d'un jeune homme, Todd Harrison. Il est âgé d'une vingtaine d'années et a été diagnostiqué d'une dystrophie musculaire de Becker quand il était jeune.

Je visionne une première vidéo dans laquelle Todd Harrison présente une gamme de suppléments :

« Je suis maintenant un programme de supplément alimentaire complet qui comprend les produits *Youngevity* suivants : "Beyond Tangy Tangerine", "OsteoFx", "Plus EFA Plus ", "Gluco gel capsules", "Ultimate Selenium", "HGH Youth Complex" et "Z Radical" que vous pouvez voir derrière moi… »

J'ouvre une autre vidéo où l'on peut visualiser les progrès des performances physiques de Todd Harrison. Il est capable de descendre les escaliers plus vite, son déhanchement s'est amélioré, ses pieds partent moins vers l'extérieur, et surtout ce qui me choque le plus est l'endurance dont il est capable ! Il fait ses abdominaux, ses pompes… chapeau ! Je n'en reviens pas !

Je découvre également les progrès de Todd après avoir utilisé pendant 6 mois la machine 'Vecttor' du Docteur Donald Rhodes à Houston, qui aide à l'apport de nutriments aux cellules, par électroporation. Il est capable de sauter avec habilité, et de soulever une chaise facilement ! Wow !

Todd Harrison a été diagnostiqué de dystrophie musculaire de Becker à l'âge de 3 ans. Dans sa famille, deux de ses oncles sont déjà décédés de cette maladie.

Mais Todd a fait preuve de détermination et de confiance dans la recherche de solutions. Il était déterminé qu'il ne finirait pas dans une chaise roulante.

Il a donc commencé à feuilleter tous les magazines, journaux, et livres qu'il pouvait trouver sur ce sujet, jusqu'à ce qu'un jour il tombe sur un article qui explique comment traiter la dystrophie musculaire chez les moutons... Et ses découvertes ne s'arrêtent pas là puisque peu de temps après il a fait la connaissance de l'auteur de cet article, le docteur naturopathe Joel Wallach qui deviendra par la suite son mentor.

Joel Wallach est le fondateur de la compagnie Youngevity. J'apprendrai par la suite qu'il a commencé en tant que vétérinaire après avoir réussi son diplôme de l'école d'agriculture. Il a ensuite travaillé en Afrique, puis aux états Unis, où il fut en charge de mener différentes autopsies pour trouver les causes des décès de certains animaux sensibles à la pollution. Et là il fait une découverte très importante : les décès de ces animaux étaient causés par une déficience nutritionnelle ! Par la suite il se convertira en naturopathe afin de transférer les fruits de son labeur à la race humaine.

Sur le site "Beat MD", sur la page qui stipule "la révolution conceptuelle de la dystrophie musculaire", je découvre les affirmations suivantes :

- « Dystrophie ou atrophie musculaire signifie simplement "malnutrition ou une absence de nutrition aux muscles ! »

- « Quand on ajoute du Sélénium au régime alimentaire les symptômes de Dystrophie musculaire disparaissent ! »

- « On ne trouve pas partout dans le monde la même proportion de Sélénium dans les sols, ce qui explique que certaines régions comme Keshan en Chine—qui ne possèdent pas de Sélénium dans leurs sols—sont des régions à haut risques et ainsi le nombre de personnes souffrant de Dystrophie Musculaire est beaucoup plus élevé. »

- « Une déficience alimentaire en Sélénium peut provoquer une mutation de l'ADN ! »

- « Une déficience de micro nutriments peut entrainer une dégradation de l'ADN comme la rupture de chromosomes sur des cultures de cellules humaines ou in vitro ! »

- « Prednisone, médicament généralement utilisé dans le traitement de la Dystrophie Musculaire, augmente la déficience de Sélénium.

- « La Vitamine E est un cofacteur essentiel au bon fonctionnement du Sélénium. »

- « En 1983, une enquête fut menée par le Dr Gustav Orndahl sur cinq patients de Dystrophie Musculaire. Il leur fut donné une quantité élevée de Sélénium et Vitamine E. Les résultats furent surprenants. La condition des cinq patients s'améliora de différentes manières ; l'un augmenta sa force de poigne et les autres modifièrent leur démarche avec un meilleur alignement... »

Wow ! J'étais stupéfaite. Mais je commençais à me rendre compte que la solution devenait de plus en plus évidente—à savoir qu'il faut tenter d'apporter le maximum et la meilleure qualité de nutrition aux cellules de Gabrillian, et en particulier aux cellules de ses muscles ! Dans un minimum de cas, ça ne peut qu'aider.

Je regarde Gabrillian allongé dans son lit d'hôpital... J'ai beau n'avoir pas fermé l'œil de la nuit, quand les premiers rayons de soleil se glissent au travers des rideaux de la fenêtre, je suis tout d'abord éblouie... puis j'entrevois enfin la fin du tunnel. La fin de ce long cauchemar. A l'autre bout, enfin je peux déceler la lueur d'un espoir ...

Je me sens soudain très légère et un enthousiasme nouveau ra-
vive mon cœur.

Je sais désormais que Gabrillian peut être guéri. J'attrape mon
stylo et avec un sourire déterminé, j'écris à nouveau dans mon
journal : "Gabrillian est guéri !"

* * *

Quelques jours plus tard je trouve une page de "Beat Muscular
Dystrophy" sur Facebook et je décide d'envoyer un message à
Todd Harrison.

A ma grande surprise il me répond assez vite, et nous commençons à discuter régulièrement.

Je lui décris le régime alimentaire et les suppléments alimentaires
utilisés. Je lui envoie aussi des vidéos des performances physiques de Gabrillian. Une vidéo montrant comment il marche,
comment il court—ou plutôt marche vite—comment il ne peut
pas sauter.

Il m'explique qu'étant donné son expérience avec différents cas
de dystrophies musculaires, ce serait plutôt un cas de dystrophie
musculaire myopathie.

Après lui avoir envoyé des photos des différents suppléments recommandés par le naturopathe, il m'explique qu'il est concerné
par la forme liquide de la solution Omega. Il m'explique que les
huiles ont besoin d'être encapsulées pour éviter le contact avec
l'air qui entrainerait un rancissement et donc l'inefficacité de ces
huiles.

Également le sélénium doit se présenter sous une autre forme,
plus stable, avec des cofacteurs nécessaires comme de la Vitamine E, du Zinc, du cuivre, et du Chromium.

Il m'expliquera plus tard que c'est la raison pour laquelle Gabrillian a fait une réaction cutanée. Le sélénium est un métal lourd
qui peut être toxique si mal dosé et non sous une forme neutre.

Il me dit qu'une fois que Todd et les familles découvrent le bon
dosage de Sélénium, les résultats sont impressionnants !

Il m'envoie alors une vidéo d'un enfant de 4 ans qui est incapable de marcher. Il se tient au bras de sa mère, il n'a aucun équilibre, la tête est complètement basculée à l'arrière—suivi d'une autre vidéo de ce même garçon après 3 mois et demi sous le bon dosage de Sélénium et suppléments Youngevity. Je découvre alors un enfant capable de marcher sans aide. C'était très encourageant !

Todd étudie également le complexe multivitaminé de Gabrillian et m'explique alors la théorie selon laquelle le corps aurait besoin de 90 nutriments essentiels pour fonctionner.

Todd me donne l'exemple d'un gâteau : « C'est comme faire un gâteau, tu ne peux pas utiliser juste de la farine il te faut d'autres ingrédients. Et avec le bon dosage... »

« Est ce que vous avez besoin de voir l'enfant pour trouver le bon dosage ? Comment ça marche ? » lui demandais-je.

« Non, pas besoin de visite chez nous ou chez le docteur. On calcule par rapport au poids de l'enfant. »

« Alors, approximativement, combien est ce que ça va me coûter ? Gabrillian pèse 16 kilos. »

« Pour un enfant de 16 kilos, ça reviendrait à 218 dollars plus les frais d'envoi, et vous en auriez à peu près pour 2 mois et demi. Ça c'est pour les 5 suppléments recommandés pour les dystrophies musculaires. »

* * *

« Comment va ton fils ces jours-ci ? » me demande Todd.

« Pour le moment, il est malade, le naturopathe qui suit Gabrillian a décidé de donner des suppléments pour renforcer son système immunitaire car il attrape constamment des congestions pulmonaires et bronchites asthmatiformes... »

« L'excès de mucus est un problème commun chez les enfants qui ont une déficience en Sélénium et une toux chronique ou asthme est dû à un manque d'acide gras Omega 3 et 6... Est-ce qu'il a déjà fait un test de sueur ? »

« Qu'est-ce que c'est ? »

« C'est un test réalisé sur des enfants qui ont des congestions pulmonaires chroniques. Ça permet de mesurer la concentration de chlore dans la transpiration. Un problème de congestion pulmonaire peut parfois être dû à une mucoviscidose non diagnostiquée. »

Je regardai alors les symptômes décris pour mucoviscidose et fus surprise de voir que beaucoup de ces symptômes sont similaires à ceux de Gabrillian.

Todd me rassure et m'affirme que même si le résultat s'avérait positif, ils ont eu des cas comme ceci auparavant et après seulement 3 mois sous les suppléments Youngevity, le test s'avérait alors négatif grâce à un apport de Sélénium.

La conversation change de direction et finalement je lui explique les différents progrès de Gabrillian, comme par exemple qu'il a commencé à monter tout seul les escaliers, qu'il s'est assagi...

Todd me montre alors une photo de son fils, qui va avoir 4 ans. Savoir que Todd avait eu un enfant et qui en plus est sain, était très encourageant.

Je lui explique que j'ai changé le régime alimentaire de Gabrillian, récemment.

« C'est un régime sans gluten, à indice glucidique faible. Notre naturopathe nous recommande de ne pas utiliser de pain, pas de riz brun car cela irrite la muqueuse de l'estomac... c'est un régime riche en protéine avec des protéines animales à presque chaque repas. Il m'a également expliqué l'importance du bouillon d'os de poulet ("chicken bone broth") pour ses articulations et os. »

« Être sous un régime sans gluten, c'est une des premières requêtes du 'Programme Dr Wallach Youngevity', ainsi que d'éviter les boissons gazeuses, les fritures et les huiles de cuisson. »

« Est ce que le Sélénium Youngevity est une forme qui s'absorbe facilement et est ce qu'il contient également de l'iode ? demandais-je à Todd. Le physicien de Gabrillian a noté qu'il avait un problème de thyroïde.

« Le protocole contient tous les minéraux essentiels. Youngevity Sélénium est la forme la plus absorbable, il est sous forme d'acide aminé chélateur, » m'affirme Todd.

* * *

J'ai beaucoup appris avec cette expérience et conversation Internet avec Todd.
La mentalité "Defying Muscular Dystrophy", c'est de défier les obstacles et les problèmes, en sachant que dès qu'on prend la décision de surmonter ces obstacles il y a toujours des solutions juste à côté de nous.

L'exemple de Todd est frappant.

* * *

Liste de suppléments recommandés par Todd Harrison pour Dystrophie Musculaire

- Beyond Tangy Tangerine 2.0
- Osteo Fx Liquid
- EFA Plus
- Ultimate Selenium
- Liquid Gluco Gel

* * *

Juillet 2017. Appel Skype avec Dr Raj.

« Depuis que j'ai commencé à lui donner ce remède pour la glande pinéale, Gabrillian ne dort pas bien. Il fait des cauchemars toutes les nuits. Est-ce que je devrais réduire la dose ? »
« C'est étrange, normalement ça devrait avoir l'effet inverse. C'est un mélange qui stimule la glande pinéale et la production de sérotonine et mélatonine, et donc l'aider aussi à dormir…

Continuez de lui donner la même et voyez si ça change... Comment ça se passe sinon ? »

« Il fait toujours des progrès au niveau physique. A l'école ce n'est pas évident, cependant, avec son régime spécial, et les professeurs continuent de se plaindre de Gabrillian. Ils disent qu'il est difficile, qu'il vole le gouter d'autres enfants... »

« Vous trouverez les moyens pour aider Gabrillian à l'école aussi... continuez d'être intransigeante à la maison. S'il souhaite manger des biscuits à l'école c'est lui qui choisit. Chez vous c'est différent, vous avez le contrôle. Vous êtes trop douce avec Gabrillian. Ce n'est pas un reproche, je suis moi-même très doux avec ma fille, mais sa mère est stricte, et il y a certains bonbons qu'elle ne peut pas manger et elle ne les mange pas. »

« Pourtant je le punis... je lui confisque un jouet... »

« Combien de temps vous attendez avant de lui redonner ? »

« Une semaine, parfois... »

« Essayez un mois. Prenez quelque chose qu'il aime et vous verrez s'il ne vous écoutera pas. »

J'apprendrai plus tard que ne pas donner de limites claires à son enfant surtout de 0 à 3 ans, ce n'est pas seulement ne pas bien l'éduquer mais c'est aussi lui endommager le cerveau. Les enfants ont besoin de guidance et c'est quelque chose que l'on peut voir très clairement chez les animaux, aussi avec l'apprentissage de la marche, de la chasse, de la toilette, et des dangers.

Trouver un équilibre entre une éducation trop soutenue qui prive l'enfant de créativité, et une guidance trop souple dont le libre arbitre nuit au développement fonctionnel du cerveau de l'enfant, a été pour moi un long travail sur moi-même et sur mes différents blocages émotionnels en tant que mère.

La plupart du temps quand je ne respectais pas cet équilibre, c'était parce que soit je me sentais coupable pour la condition de Gabrillian, ne pas avoir été assez présente pour lui, ou soit parce que je me sentais oppressée, fatiguée, obligée et tirée d'un côté ou d'un autre...

La solution fut de travailler et restreindre ces émotions et comportements, et parfois être 'égoïste'.

J'ai commencé à organiser du temps pour moi. Deux fois par semaine je vais faire du Yoga et du Pilates.

J'ai écouté, tous les jours et au moins une heure, des enregistrements ('audiobooks') motivants.

J'ai changé mon régime alimentaire ; pas de pain, réduction du gluten dans ma diète ; et pas de produits laitiers. J'ai commencé à me sentir plus légère et avoir plus d'énergie.

J'ai demandé à Vassilis de s'occuper un soir par semaine de Gabrillian et je suis allée danser la Bachata avec Krasimir. Après, quand ma grossesse fut trop avancée, on allait au cinéma.

Et tous les jours je me regardais dans mon miroir de la salle de bain et me disais à moi-même, *"Clémentine, je t'aime... Qu'est ce qui te ferait plaisir de faire aujourd'hui ?"*

C'est tellement ressourçant de faire quelque chose pour soi-même, qui me fait plaisir ! Parfois c'était d'aller nager à la mer, ou d'aller boire un café en solo, lire un livre....

Et petit à petit j'ai pu canaliser mes émotions, être plus centrée, équilibrée, avoir assez de distance pour choisir mon attitude et parler à Gabrillian, trouver les mots pour lui expliquer.

* * *

« Maman, c'est Dimitri qui m'a tapé ! Et il a dit qu'il était plus mon copain ! » me dit Gabrillian en pointant du doigt un de ses camarades d'école.

« Est ce que tu l'as toi aussi tapé ? »

« Oui. »

« Alors va lui dire que tu t'excuses. »

Gabrillian revient et me dit que Dimitri ne l'excuse pas.

« Tu as fait ton devoir. Tu as reconnu tes torts, et tu t'es excusé. Tu ne peux pas contrôler la réaction des autres car c'est leur choix, mais tu peux contrôler comment tu te sens en corrigeant tes actes comme tu viens de le faire. Ne te sens tu pas mieux, maintenant ? »

« Oui » me dit-il, en souriant.

* * *

CHAPITRE 9
Le Témoignage de Shane Wolf

Shane Wolf m'a envoyé le témoignage qui suit, à propos de son fils Matthias avec des gènes de dystrophie musculaire qui ne se manifestent pas grâce à l'usage de suppléments alimentaires.

« Matthias Wolff, mon deuxième fils, a reçu un diagnostic de dystrophie musculaire de Duchenne le 23 février 2017, a l'âge de sept mois. Il est né le 23 Juillet 2016. Notre diagnostic précoce a été une bénédiction pour ma femme et moi, car nous avons eu le temps d'élaborer un plan d'action pour l'avenir de notre fils. Deux approches se sont présentées : suivre l'approche centralisée bien établie de la norme de soins, ou envisager des approches alternatives décentralisées en dehors de la norme de soins traditionnelle. Nous avons fait nos recherches (qui sont en cours) et avons décidé de l'approche ultérieure. C'est une approche de véritable espoir et d'optimisme.

Ma sœur aînée Amy a reçu un diagnostic de DMD, alors elle a été testée pour voir si elle était porteuse de la mutation DMD. Il a été déterminé qu'elle était porteuse dans les années 1990. C'est pourquoi nous avons fait tester nos deux garçons à un âge précoce. Fait intéressant, on lui a dit de ne pas s'inquiéter de transmettre cela à ses enfants potentiels, car d'ici là, le remède aurait été trouvé. Eh bien nous voici en 2021 sans remède et la Muscular Dystrophy Association (MDA) promet un remède depuis 70 ans.

La MDA a été fondée dans les années 1950 et les médecins avec lesquels nous avons travaillé suivent la « norme ou les soins » recommandés par cette organisation et les médecins qui y sont associés et c'est une perspective sombre. On nous a dit que notre fils perdrait sa capacité de marcher et que ses organes internes finiraient par tomber en panne. Nous pouvons espérer l'ouverture d'un essai clinique qui accepte sa mutation génétique et peut-être qu'un miracle se produirait avant sa mort. En attendant, nous pouvons le mettre sous stéroïdes pour l'aider à améliorer sa capacité à marcher pendant peut-être six mois. Eh bien, c'est tout simplement inacceptable pour nous, avec un enfant ne montrant aucun signe de DMD à l'époque.

Nous n'étions pas à l'aise de donner à notre petit garçon des médicaments puissants avec beaucoup d'effets secondaires et avec très peu d'avantages, surtout lorsque nous avons découvert de nombreux remèdes naturels avec des résultats visibles et presque immédiats, et sans effets secondaires. Nos recherches ont ouvert ces cinq portes de possibilités :

1. www.doctoryourself.com/dystrophy.html. Le concept de *Genetrophics*.

2. Todd Harrison et le Dr Joel Wallach, et le régime de suppléments qu'ils utilisent.

3. Thérapie par cellules souches et Ryan Benton.

4. Thérapie réflexe et Clémentine Ynna.

5. La médecine ayurvédique est prometteuse.

Le site *Doctoryourself.com* créé par Andrew Saul m'a présenté Genetotrophics (*Dinner Table Heredity*) par Roger J. Williams PhD. Cela explique que la dystrophie musculaire peut être une maladie génétotrophique et donc traitable, et même guérie ou prévenue si elle est détectée assez tôt. C'est notre espoir et la voie que nous avons choisie pour le traitement. Après avoir lu cet article, j'ai continué à chercher et à mettre en place mon propre protocole basé sur les suggestions données, puis au cours de cette recherche j'ai découvert Todd Harrison et Joel Wallach. Ils ont ce protocole déjà intégré dans certains des suppléments qui sont vendus par la société Youngevity.

Todd Harrison est un homme qui a la dystrophie musculaire de Becker et un homme qui n'a pas accepté le modèle traditionnel de traitement pour cette maladie. Todd a trouvé le Dr Joel Wallach et la société qu'il a fondée basée sur l'approche sur *Genetotrophics*. Ces personnes ont développé un protocole pour traiter cette maladie, avec lequel Todd obtient des résultats très positifs et mesurables. Chaque enfant qui utilise ce protocole voit des résultats presque immédiatement et aucun effet secondaire. Matthias est sur ce protocole depuis que nous avons découvert Todd et commencé à acheter ces produits. Matthias prend quotidiennement une multivitamine liquide appelée *Beyond Tangy Tangerine* et *Ultimate Selenium*. Les ingrédients du supplément sont fournis ci-dessous. En conséquence, Matthias devient plus fort et ne montre aucun signe que la DMD affaiblit son corps. Nous aimerions ajouter plus de graisses comme l'huile de foie de morue, un 'shake' protéiné de haute qualité, et la coenzyme Q10 par exemple. C'est un long parcourt, qui nous amène à découvrir ce qui produit des résultats positifs, et qu'un enfant de cinq ans accepterait de manger.

Nous nous concentrons sur la *Beyond Tangy Tangerine* et l'*Ultimate Selenium*, et nous essayons d'ajouter à partir de cette base. Les trois autres protocoles de traitement sont sur notre radar et nous continuons d'apprendre et de discerner quelles sont les meilleures options pour nous dans ce périple.

Nous avons bénéficié d'une détection précoce qui nous a laissé le temps de décider quelle approche était la meilleure pour notre fils. Trop souvent, les parents sont dévastés par ce diagnostic et forcés de prendre une décision très rapidement et imprudemment quant à la voie à suivre. J'encourage les parents à prendre du recul et de traiter toutes les options disponibles comme Clémentine et moi l'avons fait avec nos enfants. Le modèle traditionnel peut ne pas être dans votre meilleur intérêt, mais seulement vous, le parent, peut prendre cette décision. Nous avons décidé de la voie alternative et suivons les médecins et les patients qui obtiennent de véritables résultats mesurables qui n'ont que des avantages, avec presque aucun effet secondaire, et nous pouvions toujours revenir au modèle traditionnel de traitement. Mais nous ne pouvions pas commencer par le traitement traditionnel et aller au traitement alternatif.

Notre attitude à travers cette expérience de vie est celle de l'espoir et de l'optimisme et non de la mort et de la destruction. Nous continuerons d'en apprendre davantage et d'ajuster notre plan de traitement au fur et à mesure que de nouvelles informations seront disponibles. Nous n'abandonnerons pas. Nous continuerons à nous battre dans la foi et non dans la peur. »

« En relisant le témoignage ci-dessus, j'ai remarqué qu'il semble si facile et logique de poursuivre cette approche alternative. Alors pourquoi tant de parents ne choisissent pas cette option ? Je pense que c'est la peur et les émotions intenses d'avoir votre bébé 'condamné à mort'—ou du moins c'est ainsi que cela est dépeint par l'association de la dystrophie musculaire et le corps médical. Cet état émotionnel intense dévaste les parents, et nous voulons juste de l'aide et des réponses claires. Les réponses qui sont fournies par le corps médical et par de nombreux médecins, de thérapeutes, et de groupes de soutien, et le chemin qu'ils présentent est très facile à suivre. Et la plupart des dépenses médicales sont payées via l'assurance de l'État.

Tous les médecins et les gens de la communauté MD font de leur mieux et aiment vraiment leurs patients, mais je crois qu'ils utilisent les mauvais outils, c'est-à-dire les stéroïdes, et obtiennent des résultats terribles. Par exemple, la plupart des enfants que je vois sous stéroïdes sont en surpoids et ne sont pas un exemple de bonne qualité de vie.

Enfin, ce chemin nécessite un ajustement constant et l'apprentissage de ce qui est le mieux pour votre enfant à mesure qu'il grandit. Cela nécessitera également des dépenses de votre part. Les suppléments nutritionnels peuvent devenir chers, à coup sûr, et les groupes de soutien importants et les médecins n'ont aucune idée de ce que nous faisons et ne comprennent rien au-delà des médicaments et des essais cliniques. Ils mettent leur espoir dans la thérapie génétique et nous mettons notre espoir dans la thérapie génétotrophique. »

Étapes à retenir de ce chapitre

- Ayez un esprit ouvert, centré sur les solutions, pensez hors des sentiers battus ('outside the box') et passer outre les labels scientifiques qui cachent la vraie nature du problème.
- Recherchez la cause première de la maladie.
- Recherchez si d'autres personnes ont déjà trouvé la solution, peut être écrit des livres à propos de leur parcours.
- Croire même si on a l'impression d'être naïve et avant de prouver le contraire, rechercher des indices qui vont dans la même direction et prouvent cette nouvelle idée.
- Le Sélénium doit se présenter sous une forme stable avec les cofacteurs nécessaires comme Vitamine E, Zinc, Copper, Chromium
- Les huiles Omega ont besoin d'être encapsulées pour éviter le contact avec l'air, un rancissement et l'inefficacité des huiles
- Pour être efficace la personne qui suit le protocole du Dr Wallach doit éviter les boissons gazeuses, éviter le gluten sous toutes ses formes, les fritures, les huiles de cuisson.
- Évitez le Prednisone, qui, augmente la déficience de Sélénium, qui peut entrainer une dégradation de l'ADN comme la rupture de chromosomes.
- Un excès de mucus est un problème commun chez les enfants qui ont une déficience de

Sélénium, et une toux chronique ou asthme sont dûs à un manque d'acide gras Omega 3 et 6.

CHAPITRE 10
Neuro Reflex Thérapie

* * *

Mai 2017

Cela fait maintenant quatre mois que je stimule le visage et le cuir chevelu de Gabrillian avec la technique *Neuro Reflex Therapie*, et j'ai déjà remarqué des changements. Il est plus calme. Il dort mieux.

Les cours en ligne de Lone Sorensen m'ont appris à stimuler le lobe frontal pour l'activation des nerfs moteurs qui servent à bouger nos bras, nos jambes, nos doigts, les activités telles qu'amener une tasse à la bouche, écrire, et c'est également bon pour calmer l'hyperactivité.

A l'école ils ont arrêté de se plaindre constamment de son comportement, et ils ne parlent plus à présent de rendez-vous avec le psychanalyste. Auparavant, tous les jours sa maîtresse se plaignait. *Il ne peut pas tenir en place... il ne peut pas rester assis... il n'écoute rien... il perturbe la classe avec son attitude... je ne sais pas quoi faire, il faut que vous lui parliez...*

Elle me répétait tous les jours la même chose. J'avais même essayé de le punir mais rien n'y faisait et c'était même pire, parce qu'il rentrait dans ce cercle vicieux de colère sur lui-même.

Je me sentais épuisée et je ne savais plus quoi faire, et voilà que maintenant ils parlent d'amener un psychologue à l'école pour évaluer mon fils. Peut-être ils vont vouloir le changer de classe... Même la garderie après école ne le voulait plus. Ils m'avaient dit qu'il n'y avait plus de place mais je ne les croyais pas vraiment.

On s'était déjà disputés plus d'une fois à propos de l'attitude de Gabrillian et de la nourriture qu'ils servaient à la cantine.

Puis un jour, la maîtresse de Gabrillian me dit : « Je veux vous parler ! »

Qu'est-ce qu'il a bien pu faire maintenant...

A ma grande surprise, elle m'explique combien le comportement de Gabrillian a changé pour le mieux.

« Gabrillian fait beaucoup d'efforts. Il est capable de rester assis, je dois lui rappeler et lui demander de me regarder dans les yeux mais maintenant il écoute... »

J'écoute, les larmes aux yeux. J'étais tellement contente. Je lui explique que Gabrillian prend de l'homéopathie et que j'ai commencé à stimuler son système neurologique.

« Je ne sais pas ce que vous faîtes, mais en tout cas, ça marche ! » elle m'affirme, souriante.

Gabrillian a aussi désormais choisi une main pour écrire.

Auparavant, il changeait de mains dès qu'il était fatigué avec l'une, dû à sa faiblesse musculaire. C'est quelque chose dont l'ergothérapeute Georgia m'avait fait remarquer et qu'elle avait tenté de corriger avec différents exercices comme écrire sur un tableau à la craie pour créer une extension des bras tout en jouant. C'est ainsi que je m'étais rendue compte que ses fonctions motrices nerveuses étaient aussi affectées au niveau du haut du corps. Je me souviens aussi avoir douté des capacités motrices de ses bras après l'examen d'un très grand docteur israélien qui était venu au centre de réhabilitation 'Kivotos', à Chypre, pour proposer son expertise. Je l'avais appelé après son évaluation, et il m'avait expliqué que Gabrillian avait également une faiblesse musculaire des bras.

« Mon fils a été examiné par des neurologistes, physiothérapeutes, ergothérapeutes et aucun d'entre eux m'a mentionné une faiblesse musculaire des membres supérieurs » affirmai-je au téléphone.

« Je comprends votre étonnement, pourtant je peux vous assurer que si vous demandez à votre fils de soulever les bras tout en créant une rotation externe vous observerez qu'il n'en est pas capable. Et ceci est un signe clair d'une faiblesse musculaire des triceps. »

Je ne m'en étais pas préoccupée plus que ça jusqu'à ce que l'ergothérapeute le mentionne encore, et aussi après la généticienne neurologue Dr Violetta à l'hôpital Makarios à Nicosie. Je me rappelle qu'elle avait soutenu l'idée que Gabrillian avait également un problème au niveau des bras. Elle nous avait également recommandé de faire un test de son état cardiaque. Et là, c'en était trop pour Vassilis. Il était sorti furieux du bureau de Dr Violetta en affirmant qu'elle ne savait pas de quoi elle parlait. Après, dans la voiture, il régnait un silence de mort.

J'avais remarqué ce problème également lors d'un cours de natation.

A l'époque je travaillais à l'hôtel Columbia à Pissouri Bay et avec l'accord de la manager Vilmante, j'avais organisé un échange de services avec Vlada, le professeur de natation. Un massage du dos quand il avait mal, contre un cours de natation pour mon fils le samedi matin avant que le spa ouvre.

* * *

« Gabrillian, écoute ce que Vlada dit ! Mets les mains en prière après étends les et ensuite tourne les... »

J'observe mon fils. Il semble incapable d'étendre les bras et en même temps tourner ses mains vers l'extérieur. Je me souviens alors que ça fait déjà quelques mois que je me disputais sans cesse avec lui.

« Allez, Gabrillian, tu vas colorier ce dessin, je vais t'aider... Madame Valentina m'a dit que tu ne faisais pas tes devoirs à l'école et que tu n'écoutais rien ! »

« Mais maman, les maîtresses me demandent tout le temps de colorier, je ne veux pas, j'aime pas ça ! » m'avait affirmé Gabrillian, obstiné.

Et maintenant, je dois cacher tous mes papiers pour qu'il ne colorie pas sur tout !

« Maman, regarde ce que j'ai dessiné pour toi ! » dis Gabrillian en me tendant un dessin.

« Qui c'est ? » demandais-je, étonné de trouver une ressemblance au dessin de Gabrillian.

D'habitude j'hésitais toujours à dire mon avis sur ce que c'était de peur de le froisser, tellement ça ressemblait à des gribouillons qu'un enfant de trois ans aurait été capable de faire.

Mais maintenant j'étais surprise de pouvoir désormais déchiffrer ses dessins.

« C'est nous, regardes là c'est toi, à côté c'est Krasimir et moi … » En effet je pouvais décerner quatre personnes, une dame et un monsieur et un plus petit.

Je pouvais désormais voir clairement des mains, des bras, des jambes et des pieds.

Auparavant j'avais également remarqué que bien qu'il dessinât des jambes pour tous les personnages, il omettait de se dessiner ses propre jambes et pieds… Je sais également, pour l'avoir étudié, que le dessin est le langage du subconscient. Avait-il inconsciemment ou consciemment omis ce détail dû à son handicap ? Je m'étais bien posé la question …

Et aujourd'hui j'étais bien contente de voir que tous ses membres, ses bras et ses jambes, étaient exprimés sur le dessin. Peut-être était-ce un signe révélateur d'un changement de perspective.

Lone décrivait également dans ses cours que le patient avait même un changement de dynamiques durant leurs rêves, tellement ce travail était profond.

En tout cas, quand j'étais étudiante on m'avait appris que quand on dessine un arbre sans ses racines cela était évocateur de l'état instable et fragile de la personne. Les psychologues utilisent d'ailleurs souvent le dessin pour comprendre les enfants et aussi parfois les adultes.

Je regarde le dessin de Gabrillian encore une fois… tous les personnages se tiennent la main, ils ont tous le sourire, un soleil illumine un ciel voilé de fins nuages et dessine au loin un arc en ciel…

* * *

CHAPITRE 11
Notre Esprit Peut Guérir Notre Corps

* * *

Juillet 2017

Krasimir est parti en Bulgarie pour tout le mois de Juillet. Je suis enceinte de sept mois et aujourd'hui Gabrillian est avec son père car c'est le weekend.

Je suis assise à une table sur un gazon face à la mer. J'adore cet endroit, c'est simple, sauvage et aussi plein d'enfants libres de gambader pieds nus. Pour moi ce paysage est une véritable source d'inspiration.

Je suis en pleine lecture d'un livre de David R. Hamilton intitulé *Comment Votre Esprit Peut Guérir Votre Corps*. Dr Hamilton est un expert des effets biochimiques de la visualisation sur le corps humain. Auparavant, il a travaillé dans le domaine pharmaceutique pendant quatre ans après avoir obtenu un doctorat en médecine. Maintenant, il voyage autour du monde et donne des séminaires et ateliers pour aider les gens à se guérir grâce au pouvoir de leur esprit.

David Hamilton explique dans son livre comment utiliser ce pouvoir pour se guérir. Ses patients décrivent également les visualisations qu'ils se sont imaginées chaque jour pour se guérir.

C'est passionnant. Une personne avec un goitre—une glande thyroïde élargie—décrit comment après seulement une méditation-visualisation faite par Dr Hamilton pour un groupe, la taille de sa thyroïde redevient de proportion normale. Il explique sa surprise et combien sa famille fut étonnée par sa subite guérison.

Dr Hamilton donne également des conseils sur quelle genre de visualisation est la plus efficace.

Par exemple, l'un de ses conseils les plus importants est d'éviter de créer une guerre, une opposition, avec des cellules de notre propre corps, même si elles sont cancérigènes. Il préconise une vision plus tolérante, par exemple, il demande aux cellules cancérigènes "de partir désormais car elles ne sont plus nécessaires maintenant," ou "d'effacer avec une gomme les inflammations…"

L'une de mes visualisations préférées, que j'ai utilisée pour Gabrillian, consiste à visualiser le gène défectueux au sol comme s'il avait été blessé et de le prendre dans ses bras, de le bercer, le nourrir, de lui donner de l'attention, de la compassion…

Petit à petit, le gène devient plus fort, et après peu le voilà qui rejoint le groupe d'ADN…

La lumière de l'ADN étincelle alors et la maladie s'efface…

* * *

Visualisation pour Dystrophie musculaire

Ah voilà un petit garçon et une petite fille sur le gazon ! Ils ont certainement à peu près la même différence d'âge que Gabrillian et mon futur bébé Julia. J'observe les premiers pas de la petite fille. Elle est tout excitée et elle préfère courir pour ne pas perdre l'équilibre. Son frère est joyeux comme un pinson et court autour d'elle, saute sur le banc, sur les chaises…

A ce moment-là, je visualise la guérison de mon fils.

Je couve, protège, nourris son ADN et ses muscles se renforcent. J'imagine les fibres musculaires qui se remettent à pousser, les nerfs moteurs qui se remettent à fonctionner…

J'imagine alors les jambes fragiles et maigres de Gabrillian… ses quadriceps minces… Je vois désormais un muscle faible sans énergie, pas bien irrigué car sa circulation sanguine et nerveuse

est ralentie compte tenu de sa posture et de l'état de ses articulations... Ses nerfs ne fonctionnent pas bien...

Je rentre désormais à l'intérieur de ses nerfs et je remonte
jusqu'à la colonne vertébrale, dans la moelle épinière, puis
jusqu'au cerveau.

Le lobe frontal et temporal du cerveau sont surchargés d'informations, peut-être dû au fait que Gabrillian à un QI supérieur à la
moyenne... il est également hyperactif et parle trois langages.

Je discerne également un blocage au niveau de la partie séparant
les deux hémisphères du cerveau, la partie responsable de la
coordination et équilibre.

J'aperçois également un dysfonctionnement des glandes chefs
comme l'hypothalamus et de la glande thyroïdienne dû à la con-
traction et tension permanente des muscles du cou, empêchant
également une bonne irrigation du cerveau.

Et juste en parcourant mentalement sur ces différentes zones,
cela entraîne de nouveaux influx nerveux et sanguins dans ces
différentes parties du corps.

Aussi j'aperçois une accumulation de toxines qui créent des bou-
chons au niveau du cerveau, créent des problèmes de coordination et engendrent des problèmes aux niveau des intestins qui ne
reçoivent pas assez d'influx.

Les muscles pelviens ainsi que le diaphragme semblent assez
faibles et ainsi ne permettent pas un bon gonflement et refoule-
ment de l'air dans les poumons.

Le foie me semble être surchargé de travail dû à la mauvaise digestion et élimination de Gabrillian, ce qui entraîne une accumulation de toxines et de mucus, sources d'inflammation dans le
corps...

Le foie ne fonctionne pas bien et ne produit pas les composants
chimiques nécessaires pour une bonne tonicité des muscles...

Je rentre alors plus en profondeur dans les cellules du foie de
mon fils jusqu' à ce que j'aperçoive les protéines, enzymes et enfin l'ADN des cellules... J'aperçois alors le gène défectueux, il est
tout recroquevillé sur lui-même. J'ai de la compassion pour ce

petit être fragile. Je le prends dans mes bras, le berce et à ce moment-là, le gène s'efface peu à peu, et je suis entrainée à l'intérieur, un peu comme par un vide d'air...

A l'intérieur de l'ADN c'est comme un ciel étoilé... les étoiles représentent les protons, les neutrons et les électrons...

Je me dirige alors jusqu'à la source de ces atomes. Je m'imagine entrant dans un immense espace de quiétude totale, et je vois un grand lac très paisible.

Je demande alors au corps de Gabrillian de me montrer les vagues liées à sa maladie, et tout à coup de grandes vagues se dessinent, des rafales de vent me balaient les cheveux sur le visage, des gouttes de pluie me ruissellent sur le visage, des éclairs au loin foudroient de gros nuages gris...

Ce paysage est à la fois fascinant et terrifiant.

D'une voix ferme et à la fois douce, je cris "Stop!" et soudain les vagues disparaissent, le ciel est à nouveau paisible et étoilé, et le lac semble s'être endormi...

Je me rends alors compte que je viens d'annuler la maladie de Gabrillian.

Désormais nous allons émettre de nouvelles ondes en jetant un caillou dans le lac.

Chaque caillou génère une certaine couleur qui représente notre intention et une certaine vibration.

Je choisis du vert pour la vitalité, la santé, la jouvence, la nature et ses effets thérapeutiques.

J'ajoute du bleu et une nouvelle onde se dessine à la surface de l'eau...

Ce bleu est pénétrant, calmant et représente la quiétude, l'équilibre...

Une onde rouge-rosé se dessine alors, je l'associe à l'énergie vitale, à la chaleur d'une bonne irrigation sanguine et au bon fonctionnement du corps...

La couleur orange qui apparait ensuite est pour moi un signe de lumière, de vitalité ...

Chaque couleur ajoute de nouveaux attributs au corps de Gabrillian...

Une onde violette balaie alors les autres et elle est signe de transformation et d'acceptation du moment présent, et du pardon...

Je m'éloigne petit à petit de ce décor et je me retrouve alors à l'extérieur de cet unique espace contemplant une aurore boréale dans le ciel teinté de ces magnifiques couleurs.

Je suis alors encore une fois de plus projetée à l'extérieur, et encore et encore, pour finalement me retrouver à l'extérieur du corps de Gabrillian.

Je demande au corps de Gabrillian, "Montre-moi que c'est fait !" et c'est alors que toutes les couleurs apparaissent autour du corps de mon fils et ondulent avec une grâce et une fluidité parfaite.

Je sais, je sens en moi, que le changement s'est produit !

Je remercie l'Univers : *"Merci ! Le travail est accompli ! le travail est accompli !"*

Mon regard s'embue et j'aperçois désormais non plus ce petit garçon mais Gabrillian qui saute et qui court...

C'est une expérience tellement intense et je suis tellement heureuse car je sais au plus profond de moi que Gabrillian est guéri.

* * *

Je me rappelle qu'à ce moment-là nous attendions les résultats de l'EMG de Gabrillian qui devait—aux dires du Dr Manel, neurologiste de l'hôpital *Mère et Enfants* de Lyon—confirmer une atrophie spinale juvénile de type 1 ou 3. Elle avait été tellement sûre que c'était le bon diagnostic qu'elle avait négligé la demande d'autres tests.

Les résultats arrivèrent quelque temps après et à notre grande surprise, le Dr Manel annonçait qu'ils avaient besoin de faire d'amples examens car les résultats étaient négatifs.

J'étais un peu intriguée et aussi tellement contente que Gabrillian n'ai pas ce label. Je me souviens alors de tous les exercices de visualisations que j'avais faits, et je me demande : *"Ce pourrait-il que cela ait brouillé les pistes et changé la réalité de Gabrillian ?"* La voix de Mira me vient à l'esprit : *"Tu sais, Clémentine, en métaphysique, le passé, présent et future ne font qu'un. Il existe une réalité où Gabrillian a une difformité, et une réalité supérieure où Gabrillian est parfait, en train de courir. Si tu peux plier ces réalités et les faire se rejoindre et bien tu peux changer ton destin et le sien."*

* * *

Nous voulions voyager à Bali. Je me rappelle m'être dit *"à quoi bon d'être ici si tu n'es pas capable d'être présente avec tes enfants ? A quoi bon si tu n'es pas capable de profiter du moment présent ?!"*

La simple révélation de cette pensée fut un choc pour moi ! Je m'étais alors efforcée d'être complètement présente, de profiter des petits moments, de les gratifier...

Tous les matins, je me répétais toutes les choses avec lesquelles j'étais heureuse et reconnaissante dans ma vie, en commençant par la beauté, la bonne santé, la créativité de mes enfants, jusqu'aux différentes saveurs et la variété de couleurs de mon petit déjeuner, sans oublier ma couette et mon oreiller douillet qui me permettaient de plonger profondément dans un sommeil réparateur et revitalisant pour toutes les cellules de mon corps.

A chaque fois que nous allons nous promener, je m'entraine à être présente. Je m'assois dans le sable et m'efforce à ressentir toutes les sensations d'un sable frais sous mes pieds, les points de pression de mes pieds sur le sol, le chatouillement des grains entre mes doigts, l'odeur rafraichissante du vent marin, l'effleurage de mes cheveux sur mon visage, les mains froides de Julia sur mon cou...

Et chaque fois que je me sens aller autre part, je me rappelle à l'ordre : *Clémentine, reviens dans le présent !*

Un jour, nous nous promenions sur le bord de la mer et je me suis dit "Je suis déjà à Bali !" Une semaine après, nous payions nos billets pour Bali !

Et le meilleur c'est qu'une fois à Bali, j'ai réalisé l'importance et la simplicité d'être présente, car Bali est tellement envoûtant, c'est comme marcher dans une "walking meditation".

Je réalise alors que tout ce travail sur moi-même m'avait entraînée et préparée à être un "match" de l'expérience que je recherchais vraiment à Bali.

Être enfin présente pour moi-même et mes enfants était tellement ressourçant !

* * *

Plus tard, je rencontrais Joyce, une thérapeute holistique "shaman", lors d'un cercle de femmes-sœurs à Chypres. "Tu es une femme très forte, tu sais, car l'univers ne donne jamais à quiconque quelque chose dont il n'est pas capable de s'affranchir..." me dit-elle.

Cette phrase résonne dans mon esprit et je me rappelai alors la photo accrochée sur mon *"success board"* à mon mur (un *success board* est un poster sur lequel on colle des photos de choses que l'on souhaite se manifester dans notre réalité). J'avais une photo de la tribu Massai ; ils sont connus comme les guerriers de la lumière. Les Massai ont une telle foi en l'univers que quand ils rencontrent un obstacle ils célèbrent leur victoire car ils savent que l'univers est juste, et que l'univers ne leur donne que les défis dont ils sont capables de surmonter. Ils sont donc confiants et reconnaissants de ce cadeau, et que cette nouvelle aventure apporte la promesse d'une nouvelle croissance spirituelle.

* * *

Le Sens De La Vie

D'après les dires d'une femme spirituelle, Nicola, à laquelle Mark m'avait introduite en Angleterre, Il semblerait que dans une de ses vies précédentes Gabrillian aurait été ma mère et m'aurait rejetée car j'étais alors moi-même un garçon handicapé...

"Intéressant", me dis-je. Peut-être aurions-nous aujourd'hui fait cet échange dans l'intérêt de comprendre nos attitudes réciproques ?

Peut-être cette expérience nous permettait de se mettre à la place de chacun pour en trouver le sens profond, comprendre les gestes, les paroles de l'autre et ainsi en tirer une grande leçon. C'était en fait la place parfaite pour être capable de vraiment pardonner à chacun...

C'est quelque chose que j'ai également vécu dans cette vie quand je me suis remise avec un autre homme, Krasimir, après ma séparation avec le père de Gabrillian. J'ai parfois laissé Krasimir disputer Gabrillian à propos de quelque chose qu'il était encore trop petit pour comprendre... Je n'avais rien dit, je n'étais pas intervenue, peut-être avais-je eu peur de m'imposer et faillir une autre relation ! Et puis je m'étais dit, *"ce n'est pas bien pour Gabrillian de nous voir nous disputer, de ne pas être d'accord..."*

J'ai alors revu dans ma tête ma belle-mère me disputer et j'avais parfois l'impression que c'était injuste et mon père ne disait rien...

J'étais à présent à la place de mon père et je comprenais alors son point de vue et je lui pardonnais de ne pas être toujours intervenu. Car ce que j'avais pris pour de l'abandon, était en fait sa façon de préserver l'équilibre de notre famille ...

Et je ne l'aurais certainement jamais compris si je n'avais pas eu cette expérience.

J'ai aussi compris que le corps disproportionné et maladroit avait appris à Gabrillian à avoir plus d'empathie et de compassion pour les autres...

J'ai également compris pourquoi j'avais tendance à m'emporter quand Gabrillian était maladroit car c'est moi que je revoyais, car

je ressentais à ce moment-là ma propre frustration ayant été
moi-même maladroite et rejetée... J'étais donc maintenant beaucoup plus alerte et à chaque fois que j'étais sur le point de
m'énerver je me rappelais pourquoi et j'étais alors à même de
m'apaiser.

Ce fut également pour moi une façon d'obtenir du recul par rapport à ce qui se passait avec le père de Gabrillian. Maintes fois il
ne s'était pas préoccupé du régime alimentaire de Gabrillian et
finalement notre fils finissait malade. Au début, ça me rendait
folle d'être tellement impuissante par rapport à cette situation et
le bien-être de mon fils. Et puis, petit à petit, j'ai réalisé que tout
est un processus, et que la guérison de Gabrillian est un voyage
que seul Gabrillian peut choisir d'entreprendre. Ma réponse fut
donc de laisser aller tout ce contrôle qui ne ferait qu'empirer la
situation et de continuer d'informer et d'éduquer Vassilis et sa
famille—laisser aller le contrôle et accepter ce qui est. Cette idée
m'a beaucoup apaisée et puis finalement les choses ont commencé à changer...

Vassilis a commencé à s'investir davantage et nous avions désormais chaque semaine un poulet ou un lapin frais, des œufs de
poules élevées à l'air de montagne, et du poisson fraichement
pêché...

La mère de Vassilis faisait même de temps en temps le massage
du Dr Raj pour Gabrillian...

Enfin, l'acceptation et le pardon fut pour moi une grande transition vers la guérison de Gabrillian car tu ne peux pas donner ce
que tu n'as pas.

J'ai passé la plupart de mon enfance naviguant entre la honte
avec les humiliations constantes, et la colère contre ma famille,
les circonstances comme la mort de ma maman et enfin l'orgueil
de vouloir les faire payer, d'être finalement capable de leur porter tête à tous ceux qui me regardent de haut...

Finalement je compris qu'il me fallait pardonner si je voulais être
libre d'évoluer et atteindre l'acceptation et enfin la paix capable
de me guérir de tous mes traumas émotionnels, et ainsi guérir

Gabrillian. Pardonner implique prendre mes responsabilités de ce que je me suis laisse accepter, ce que j'ai laissé passer au "travers" de moi.

Les humiliations à table, auraient-elles eu le même impact sur moi-même si je n'avais pas intériorisé à un moment donné que je n'étais pas 'comme il fallait', que j'étais bête et que je ne valais pas ma place d'être là ?

L'univers ne faisait que me renvoyer le miroir de mes propres pensées et toutes ces expériences ne faisaient qu'accentuer et justifier mes premiers doutes de ma valeur ...

Le chemin vers la guérison commence vers un travail sur soi-même car je ne peux pas être le guide pour mon fils pour une acceptation que je n'ai pas entreprise et acheminée moi-même.

"Quand nous ne sommes plus capables de changer une situation, nous sommes mis au défi de nous changer nous-mêmes."

Viktor Frankl, Découvrir Un Sens A Sa Vie

* * *

La Création d'une Vision

« Maman, pourquoi est-ce que je ne cours pas comme les autres petits garçons ? »

Je savais bien que cette question un jour allait me tomber sur le coin du nez, mais bon, je ne m'y attendais pas, pas maintenant…

« Mon chéri, tu es unique, toi, et je te rappelle que *si*, tu peux sauter, et maintenant tu peux également courir. Tu as tout ce qu'il te faut ! »
Je décide alors de créer un 'Vision Board' avec Gabrillian.
Un 'Vision Board' est un tableau sur lequel on va placer des images, photos et affirmations en relation avec ce que l'on souhaite créer dans notre vie—nos objectifs, nos ambitions, nos rêves.

Ce qu'il faut :

- Un tableau ou une feuille A3
- Des feutres de couleurs
- Des magazines de sujets qui nous passionnent
- Une paire de ciseaux
- De la colle

« Gabrillian, qu'est ce qui te plairais de faire ? Qu'est ce qui te plairais de faire plus souvent ? »
« Je veux faire du Kung Fu, nager avec mon père, aller sur un bateau croisière.…
Nous découpons alors dans des pages de magazines des photos d'un enfant faisant du karaté et nous écrivons en dessous : "Chaque jour, je deviens plus fort et plus fort !"
Je demande à Vassilis de prendre des photos de tous les deux à la mer et après les avoir imprimées nous les collons sur sa feuille A3.
Je demande alors à Gabrillian, "Qu'est-ce que tu ressens quand tu nages avec ton père ?"
"Je suis content, j'aime mon papaki (le petit nom qu'il avait donné à son père), je suis libre…"
Nous écrivons donc ça en dessous. Sur un autre magazine il y avait une offre pour une croisière pour les îles grecques. Gabrillian me dit : "J'adore les bateaux, maman… et papaki aussi !"

« La visualisation est l'un des exercices d'esprit les plus puissants que vous puissiez faire. Selon le livre populaire The Secret, "La loi de l'attraction forme toute votre expérience de vie et elle le fait à travers vos pensées. Lorsque vous visualisez, vous émettez une fréquence puissante dans l'Univers."

Que vous le croyiez ou non, nous savons que la visualisation fonctionne. Les athlètes olympiques l'utilisent depuis des décennies pour améliorer les performances, et Psychology Today a rapporté que les schémas cérébraux activés lorsqu'un haltérophile soulève des poids lourds sont également activés de la même manière lorsque l'athlète vient d'imaginer (visualiser) des poids de levage. »

Extrait de Huffpost :
https://www.huffpost.com/entry/the-scientific-reason-why_b_6392274

CHAPITRE 12
Nous Sommes Sur La Bonne Voie

* * *

Appel Skype avec Dr Raj, 7 Août 2017

« Bonjour Clémentine, comment allez-vous ? »

« Bonjour Dr Raj, je vais bien, merci. Nous venons de rentrer de notre voyage en France pour sa biopsie musculaire… »

« Tenez-moi au courant des résultats quand vous les aurez s'il vous plait. »

« Oui bien sûr. Gabrillian a aussi attrapé un staphylocoque à la jambe, trois fois consécutives ! Les docteurs et dermatologiste m'ont recommandé de lui donner des antibiotiques, ce que j'ai fait à contrecœur. Je lui donne maintenant du jus de Mangoustin… »

« Ça ne marchera pas. Ce genre de parasites se situent essentiellement dans le nez et les oreilles et vont revenir. Je vais vous dire ce que vous allez faire. Le remède Bac-Tox est celui pour ce genre de bactéries, vous allez lui donner dans un litre d'eau avec du Solidago et du Carduus (ce sont des remèdes pour le foie et les reins) pour aider l'élimination. Vous allez également lui faire le massage deux fois par jour et lui donner du bouillon de poulet que je vous ai recommandé, deux fois par jour.
Une fois par semaine, vous allez le frictionner avec du Hibiscrub que vous trouverez en pharmacie. »

Je note ses propos dans mon cahier.

« Le père de Gabrillian lui donne toujours des choses sucrées, je ne sais plus quoi faire, j'ai beau lui répéter à chaque fois…

Également il refuse de faire le pressing à Gabrillian. De temps en temps sa grand-mère lui fait... »

« Redonnez-moi son numéro s'il vous plait, je vais arranger un appel Skype et lui expliquer l'importance du régime alimentaire et du pressing. »

« J'ai remarqué que Gabrillian se fatiguait très vite en mangeant, et il a déjà vomi deux fois. C'était plus de la bile qu'autre chose. Il dit qu'il ne peut plus manger, et qu'il est fatigué. »

Je remarque l'expression inquiète de Dr Raj, puis il se ressaisit vite et me recommande les choses suivantes :

« Vous allez maintenant éviter de lui donner des noix, des graines, les beurres de noix c'est toujours bon... Pas de grain tel que le riz et le quinoa, pas de légumes à peaux sombres tels que les tomates, les aubergines, les poivrons, les pommes de terre... Évitez également les fruits et pas trop de légumes non plus. Privilégiez les légumes verts tels que les épinards, de la bette à carde, etc., qui sont plus faciles à digérer. Passez également les légumes au mixeur et ne gardez que quelques petits morceaux de viandes dans les soupes pour continuer à mâcher.

Donnez-lui des œufs au petit déjeuner et de temps en temps du porridge sans gluten, et deux fois par jour, du bouillon de poulet avec de la viande ou du poisson et un peu de légumes verts. Si vous souhaitez cuisiner un met avec de la farine, je vous recommande d'utiliser de la farine de sarrasin... »

« Est ce que je peux utiliser de l'huile de coco sans odeur, celle qui ne l'est pas a un gout très fort et n'est pas toujours appréciable avec tous les plats. »

« Oui ça va, vous pouvez utiliser cela. »

« Et à la place du sucre, qu'est-ce que vous recommandez ? Le Stevia ? »

« Vous pouvez lui donner de la cannelle, c'est très bien, ou un peu de Stevia mais pas trop... »

« Qu'est-ce que vous pensez des poudres d'agropyrum, herbe de blé, ou de maca ? »

« Vous pouvez lui en donner de temps en temps en tant que jus verts, mais pas en smoothie avec des fruits car ils contiennent trop de sucre... »

« Je ne conseille pas vraiment ce genre de poudres car elles sont sèches et déshydratées, et peuvent empêcher l'absorption et bloquer le système digestif donc n'en abusez pas... »

Le docteur Raj continue : « Donnez-lui plutôt de la viande de qualité pour nourrir les muscles avec de bonnes protéines, spécialement dans le cas de Gabrillian. »

« Il y a quelques jours j'ai remarqué que Gabrillian avait du sang dans ses selles, est-ce que c'est quelque chose dont je devrais me préoccuper ? »

« Gabrillian devait être constipé auparavant, et il est possible que les selles aient poussé le morceau de muqueuses enflammées au niveau de l'anus... »

« Est ce qu'il est recommandé d'utiliser des sels ou de la poudre montmorillonite bentonite dans le bain de Gabrillian... »

« Non n'utilisez rien d'autre... »

« J'ai également remarqué que Gabrillian passait très rapidement d'un comportement hyperactif à un comportement très flegmatique, fatigué... »

« A chaque fois que Gabrillian mange quelque chose qui ne lui convient pas, comme par exemple du gluten ou du sucre, il est comme frappé au cerveau d'où son attitude incontrôlable et ensuite fatiguée. »

« OK, j'ai besoin de faire plus attention encore à ce que Gabrillian mange... Quand est-ce que vous pensez que l'on pourra commencer la détoxification des métaux lourds ? »

« Son système digestif doit être parfait, et après c'est très facile... avec du cilantro, de la chlorella...

Le monde entier se demande comment se débarrasser des métaux lourds et la plupart vont beaucoup trop vite... Nous sommes sur la bonne voie, continuez ainsi... »

* * *

CHAPITRE 13
Naissance d'Une Petite Sœur

* * *

La petite sœur arrive, le 9 Septembre 2017

Sur mon lit d'hôpital, je me suis bien installée, un oreiller dans le dos, des écouteurs aux oreilles pour écouter les différents interviews à propos de la rééducation du cerveau.

« Bonjour ! » me dit l'infirmière de garde.

« Comment ça va ? Vous avez besoin de médicaments, de quelque chose… ? »

« Bonjour ! » me dit une autre infirmière.

J'enlève mes écouteurs d'un geste machinal. Ça va faire déjà une bonne dizaine de fois qu'on vient vérifier ma pression artérielle.

Il commence à faire nuit. Demain matin très tôt on m'a programmée pour une césarienne et je dois avouer que ça m'inquiète un peu.

Cependant, ce n'est pas la même chose que la première fois avec Gabrillian. Désormais j'ai des outils, j'ai fait tous mes exercices de respiration, mes étirements, et maintenant il est temps d'écouter une méditation de l'auteur Louise Hay (*'Love Yourself'*), pour me détendre.

Juste avant, j'ai écrit dans mon journal toutes mes peurs, tout ce qui se passe dans ma tête, pendant quinze minutes. C'est curatif et apaisant de nommer toutes ses peurs, et je me sens vide et légère.

J'ai aussi reformulé dans mon journal mes plus grandes craintes et ajouté des affirmations tels que *"Tout me réussit et tout le temps"*, et *"Je suis en sécurité dans l'univers"*…

Quand on étudie les fondements même de la médecine chinoise ancestrale, on apprend que l'homme est un microcosme de l'univers (le macrocosme), et par définition, chaque homme ou femme contient toute l'énergie de l'univers. C'est puissant comme affirmation, n'est-ce pas ?

On apprend également que l'énergie ne disparait jamais mais elle peut être parfois bloquée dans certains couloirs énergétiques appelés 'méridiens'.

Et là je repense à ces enfants autistes dont Lone Sorensen, une spécialiste de la rééducation d'enfants handicapés ou autistes, explique que l'énergie est bloquée à l'intérieur des méridiens internes qui régulent les excès des autres méridiens. D'après Lone, ces enfants à un moment donné refusent leur environnement extérieur et se replient à l'intérieur, et par ce fait ils manquent d'impulsions nerveuses aux organes vitaux—par exemple les organes digestifs—créant toutes sortes de problèmes.

* * *

Je commence à avoir des contractions et elles commencent à devenir de plus en plus fréquentes.

J'hésite. D'un côté je veux avoir mon bébé par voie naturelle, et d'un autre côté si je commence à accoucher il est possible qu'ils m'emmènent au bloc opératoire directement et une césarienne pas programmée n'est pas la meilleure chose, d'après ce que m'on a dit. On nous endort sous anesthésie général et le réveil est très douloureux.

« Allez, je vais attendre encore un peu… » me dis-je.

Dans mon attente, je commence à recevoir différentes informations. Je revois ces enfants autistes et leur énergie bloquée dans les méridiens vaisseaux et soudain l'image se superpose avec celle de Gabrillian.

Je perçois l'idée qu'il en est peut-être de même pour mon fils, toutes ces difficultés à apprendre, son mauvais contact visuel, son hypo- et hyper-sensitivité... Est-ce juste une question de blocages ?

Je me rappelle également les propos de William Doré, le créateur d'une technique de "Brain Gym", qui explique comment la stimulation de certaines parties du cerveau peut améliorer l'équilibre et la coordination. Il est convaincu que c'est une question de Cerebellum. Pour avoir des résultats constants il s'agit de stimuler le Cerebellum à répétition, et il parle également d'exercices spécifiques pour stimuler les différentes parties du cerveau.

Les contractions sont désormais très rapprochées. Je décide d'appeler l'infirmière.

Je fais mes exercices de respiration. Dans ma tête, je revois les exercices de yoga et commence par placer toute mon attention sur certaines parties de mon corps. Je suis capable de les apaiser. Ça me donne une certaine notion de contrôle et je m'assoupis un peu...

Tout s'est ensuite passé très vite. Ils sont venus me chercher pour la césarienne, ça s'est bien passé cette fois... J'ai expliqué à l'infirmière mon expérience précédente traumatisante et elle s'est bien occupée de moi, et finalement Julia est arrivée.

* * *

« Quand est-ce que tu vas m'amener Gabrillian ? » insistai-je.

« Tu n'es pas fatiguée ? Tu ne veux pas attendre quelques jours, te reposer un peu ? » demande Vassilis au téléphone, un peu étonné.

« Non, je veux le voir maintenant, peut-être il est un peu déboussolé, ça fait une semaine qu'il ne m'a pas vue. »

« OK, je vais demander à ma mère de l'amener. »

* * *

Gabrillian est tout excité, il a apporté une petite licorne rose pour sa sœur.

« Yaya, regarde, elle bouge ! » dis Gabrillian à sa grand-mère, ex-cité.

Je reçois également une carte de félicitation de la part de Yaya et nous discutons, pendant que Gabrillian s'amuse avec mon lit d'hôpital.

« Gabrillian, on se calme ! » Je regarde mon fils, il se tient à la barre de soutien et s'élance comme s'il était Tarzan.

Après quelque temps, Gabrillian repart avec sa grand-mère. Je le suis des yeux, du balcon de ma chambre. Je suis triste. J'ai l'impression de ne pas avoir réellement passé de temps avec lui. Aussi, j'ai remarqué que son comportement a empiré. Il est plus hyperactif que d'habitude et son regard est perdu...

« Gabrillian bye-bye ! » m'écriais-je du haut du balcon.

Il m'entend et se retourne. Il est ravi.

« Maman ! Yaya, regarde ! C'est maman, là-bas ! » il crie.

Sa grand-mère me fait signe et je l'entends dire à Gabrillian qu'il est temps de me laisser me reposer et qu'ils reviendront me voir bientôt.

Gabrillian n'arrête pas de se retourner pour me dire au revoir, c'est comme s'il avait peur que je disparaisse. Je ressens sa crainte et ça me fait mal au cœur. Il a toujours eu peur que quelque chose arrive à moi ou à son père. Je me rappelle la fois où j'avais été malade en vacances. Il était resté avec mes parents et quand il m'a vue, sur l'écran du téléphone, allongée sur mon lit, il était tellement inquiet. C'était la même chose à chaque fois qu'on partait en vacances en France et son père restait à Chypre, il pleurait constamment. Aussi il répétait sans cesse à Vassilis : *"Tu veux me voir longtemps, oui ? Alors arrête avec tes ciga-rettes papa !"*

La peur de la mort était constante pour lui. Il posait énormément de questions à propos de ça.

J'entends alors dans ma tête les mots de Suzanna, la physiothé-rapeute de Gabrillian. *"Ça va être un grand choc émotionnel pour Gabrillian, la naissance de sa sœur... Tu es un des amours de sa vie et tu as passé tout l'été avec lui,"* m'a-t-elle dit.

Gabrillian est un enfant très émotif, et chaque émotion forte lui créait de nombreux symptômes physiques. Par exemple, si je le gronde et il se sent coupable ou il a peur, il va se mettre à croiser les jambes d'une manière désordonnée. C'est comme s'il perdait toute notion de coordination, et bien sûr par la suite il perd l'équilibre et tombe. Également, il perd toutes notions de temps et tous contacts visuels, ou il va réagir d'une manière totalement disproportionnée en se mettant à pleurer, trembler, ou encore dire que son cœur lui fait mal. Ça peut être assez impressionnant mais je pense qu'il y a aussi une part de manipulation.

* * *

Julia, mon nouveau-né, commence à se réveiller et je retourne à ma chambre pour m'en occuper.

Je me rappelle alors que l'univers ne donne l'opportunité d'accomplir et de prendre la responsabilité que de ce dont on est apte, et pour ça aussi je trouverai ma voie et mon équilibre.

Être armée de patience et d'amour propre pour ne pas tomber dans la culpabilité ou la paranoïa, voilà ce qu'il me faut… Je connais le chemin maintenant car je l'ai déjà emprunté.

Un sourire au coin des lèvres et une nouvelle lueur dans les yeux, je m'approche de Julia, l'embrasse sur la main, et lui murmure : "Toi, je suis sûre que tu es venue sur terre pour nous aider Gabrillian et moi… et avec ton frère vous allez être les meilleurs amis !"

* * *

CHAPITRE 14
Troisième Visite à Londres

* * *

Visite à Dr Raj à Londres, Novembre 2017

« Regarde-moi maman ! Regarde ce que je peux faire ! » dis Gabrillian, excité comme une puce.

Nous nous sommes arrêtés à Pinner Park, et dans une heure nous avons rendez-vous avec Dr Raj.

Gabrillian me montre comment il peut désormais bien courir et marcher.

Il est vrai que sa démarche s'est beaucoup améliorée. J'avais eu un peu peur après l'arrivée de Julia car ça a été en effet un grand choc émotionnel pour lui. Il avait commencé à bégayer et à croiser ses jambes d'une manière désordonné assez souvent.

Je m'étais tellement inquiétée de son manque soudain de coordination que j'en avais parlé à Suzanna.

« Oui, j'ai aussi remarqué, et je pense que l'on ne devrait pas trop s'en inquiéter pour le moment car Gabrillian est un petit garçon très sensible et il y a de fortes chances que ça passe tout seul. »

C'est vrai que petit à petit il a recommencé à s'améliorer, surtout depuis que je le traite également avec des séances de Neuro Reflex Thérapie sur le visage, une technique créée par Lone Sorensen.

Gabrillian a trouvé un petit lac avec plein de canards. Je lui donne ses galettes de riz pour les émietter et les jeter aux canards.

Gabrillian est aux anges. Il a toujours adoré le contact avec les animaux.

« Bravo mon poussin. Allez, maintenant il faut qu'on y aille » lui rappelais-je.

* * *

« Bonjour Dr Raj ! »

« Bonjour Clémentine, bonjour Gabrillian ! Oh, mais c'est qu'il a fait d'énormes progrès ! Regardez la manière dont il marche ! »

« Oui, la physiothérapeute de Gabrillian est très contente de ses progrès… »

« Et vous Clémentine, est ce que vous êtes contente de ses progrès ? »

« Oh oui, bien sûr ! »

« Maintenant il serait bien de travailler un peu plus sur son déhanchement » dit Dr Raj en observant attentivement la démarche de mon fils.

Gabrillian commence à se déshabiller, prêt pour le massage de Dr Raj.

Dr Raj l'invite à s'assoir sur un tabouret en face de lui.

C'est le seul moment où Gabrillian est plus ou moins calme car il adore que Dr Raj le teste avec la machine de Biorésonance.

« Gabrillian va beaucoup mieux » me dit Dr Raj.

« Qu'est-ce que c'est, cette ligne rouge ? »

« Ça représente sa glande thyroïde. Je vais lui prescrire quelque chose pour ça ! »

Dr Raj prescrira pour Gabrillian le remède 'Thy-Tox'. Sur Google, je trouve que c'est un remède homéopathique spécialement conçu pour une détoxification et soin réparateur des glandes thyroïde, parathyroïde et pinéale (*"La thyroïdite auto-immune (Hashimoto) est la cause la plus fréquente de thyroïde sous-active. Le gluten de blé a été montré pour être un déclencheur pour Hashimoto. La carence en sélénium, un problème sérieux en raison des faibles niveaux de sol de ce minéral. La carence en sélénium entraîne la suppression de la conversion de T4 en T3…"*).

« Gabrillian est beaucoup mieux en général, cependant il a toujours tendance à avoir des congestions au niveau des sinus, des bronches et des poumons... »

Je vois à l'expression de Dr Raj qu'il est un peu soucieux. Il me dit alors qu'il va me donner également quelque chose pour cela.

Il me prescrira de la vitamine C liposome, à base de Camu Camu. C'est un complexe très fort pour nourrir et réparer le système immunitaire et l'insuffisance adrénale. Il est inscrit que l'absorption est multipliée par 5 fois car il contourne le foie et les intestins, ce qui paraît judicieux sachant que Gabrillian a le syndrome de l'intestin perméable ! Il a constamment des problèmes de digestion—constipation ou diarrhées—il se fatigue très vite, il a des problèmes de peaux...

« Pour l'instant nous travaillons sur le problème de l'intestin perméable de Gabrillian ? » demandais-je.

« Oui c'est ça ! » me confirme Dr Raj.

Je me rappelle quand j'avais décrit à Dr Raj tous les symptômes de Gabrillian et il m'avait dit qu'il voyait beaucoup de potentiel en Gabrillian sachant qu'il était spécialisé pour les problèmes de l'intestin perméable ou candidose. Les résultats de l'électro-acupuncture n'ont fait que confirmer ses soupçons en voyant l'état de la rate, du thymus, des intestins et des glandes thyroïdiennes et adrénales.

Ce composé à base de Camu Camu stimule également le cerveau et la production de neurotransmetteurs.

« Vous en donnerez juste une pointe de cuillère à café par jour à Gabrillian, » me conseille Dr Raj.

« Doit-il reprendre des probiotiques ? »

« Oui, il en a besoin. »

Dr Raj prescrit 'Energetix Flora Chewable' qui est composé de vitamine C, de racine de Chicorée, et de probiotiques Lactobacillus sporogènes.

« Qu'est-ce que vous conseillez pour ses problèmes de comportement, son hyperactivité ? J'ai également remarqué qu'il avait des difficultés à apprendre... J'ai essayé de lui apprendre les chiffres jusqu'à 20 en français et même avec une forte promesse comme la permission de jouer au iPad pendant une demi-heure, il lui a fallu deux jours et une stimulation interactive avec des chansons pour s'en rappeler. »

« Je vous ai prescrit ceci. Faites attention aux dosages, ils sont très élevés. Ça stimule le cerveau, les glandes pinéale, hypophyse, hypothalamus et également le système limbique. »

J'apprendrai plus tard avec Lone Sorensen que le système limbique est le réservoir pour toutes nos émotions et expériences négatives. Il agit en tant que système de protection, très utile à l'ère préhistorique pour éviter de se faire dévorer par des prédateurs, mais obsolète à l'heure actuelle.

Cependant avec tous les médias et les nouvelles à la télé qui continuellement tournent notre attention sur les guerres, virus, vols, et meurtres—et d'un autre côté l'hypersensibilité d'enfants tels que Gabrillian—le système limbique est overloadé. Ces enfants sont constamment inondés d'informations inquiétantes, perturbantes, et le plus souvent même d'une manière complètement inconsciente des parents qui sont devenus complètement insensibles à ce genre de données et n'en voient pas le danger.

« Faites également ce pressing, mais attention, seulement le soir pour le calmer. »

Dr Raj me montre une nouvelle manipulation. Il presse l'intérieur de la cuisse de Gabrillian tout en vérifiant son pouls. Je filme pour être sûr de ne rien rater.

« J'ai suivi un cours de Neuro Reflex thérapie, est-ce que vous connaissez ? »

« Oui, je connais, et ça marche ! »

« Je vais à Oman, fin Février, en tant que volontaire pour éduquer des familles comment traiter leurs enfants en utilisant cette technique sous la supervision de mon mentor... Est-ce que vous connaissez Lone Sorensen, c'est la spécialiste qui a créé la méthode 'Sorensensistem' ? »

J'avais commencé à étudier la *Neuro Reflex Therapy Sorensensistem* quand j'étais enceinte de Julia, j'étais tombée dessus par hasard et dans une vidéo YouTube, Lone, la spécialiste expliquait comment cette thérapie avait guérit son fils né avec un syndrome rare. Elle avait elle aussi perdu tout espoir dans la médecine traditionnelle après avoir passé des mois à l'hôpital avec son fils. Christian, son fils, avait de multiples crises d'épilepsie et les docteurs n'arrêtaient pas de lui donner de nouveaux médicaments et les crises ne faisaient qu'empirer. Ça lui était venu comme ça, elle s'est dit pourquoi ne pas essayer la réflexologie et après quelques mois en travaillant sur son fils avec de la réflexologie et de l'homéopathie, Christian allait beaucoup mieux. Il lui fallut quelques années pour être complètement guéri mais aujourd'hui Christian est un père de famille tout à fait épanoui.

« Vous pouvez voir des témoignages et vidéos en ligne à propos de cette méthode, » ajoutai-je.

« Je ne connais pas Lone, mais je m'occupe du sultan d'Oman. J'y vais souvent, et quand vous irez, prenez ceci avec vous... ça fera du bien à Gabrillian ! » me dit Dr Raj en me tendant une boite. C'est du Frankincense (de l'encens) d'Oman.

« Vous voulez aider d'autres personnes, Clémentine, c'est super ! » m'encourage Dr Raj.

« Pourquoi est-ce que vous ne brevetez pas votre méthode de pressing et faîtes des formations ? » demandais-je, intéressée.

« Je le fais déjà, j'ai des étudiants qui viennent étudier ici... »

« J'aimerais beaucoup apprendre cette méthode. Combien de temps est-ce que ça prend ? »

« Ça dépend des personnes, mais en général c'est assez long. Le pressing et le protocole homéopathique sont différents pour chaque individu. Commencez déjà à éduquer les autres parents à propos du régime alimentaire à suivre. Le plus important c'est de savoir très bien se servir de la machine à biorésonance et évaluer les déséquilibres avec. Attendez que votre bébé grandisse un peu et après vous pourrez venir en formation ici, et toi aussi petit Gabrillian, tu viendras étudier et aider les autres... »

Gabrillian est désormais super excité.

« Est-ce que vous seriez prêt à venir à Chypre pour aider d'autres enfants comme Gabrillian si j'organisais un 'detox retreat' pour des enfants et adultes avec la dystrophie musculaire ? »

« Oui bien sûr, avec plaisir ! »

« Est-ce que l'on pourrait organiser dans un futur proche un interview pour expliquer votre méthode à d'autres familles qui en bénéficieraient ? »

« On va attendre que l'on ait plus de résultats, Clémentine... pas maintenant mais plus tard, oui. Si vous réunissez un groupe de parents, je leur parlerai et expliquerai. »

« Oui, on pourrait même arranger cela en ligne car j'ai également des parents qui habitent aux États Unis qui font partie de notre groupe. »

« Oui c'est une très bonne idée ! »

Gabrillian est en train de mettre du bazar dans le bureau de Dr Raj car on ne lui a pas donné d'attention pendant quelques minutes.

« Gabrillian, viens ici ! Arrête de toucher à tout ! » criai- je.

« Est ce que vous avez d'autres cas de comportement comme mon fils ? »

« Oui bien sûr, bien pire, d'ailleurs ! J'ai travaillé avec beaucoup d'enfants avec des maladies neuro moteurs. Laissez-moi vous montrer un petit garçon que j'ai traité en Inde, regardez après juste quelques semaines de pressing... Il n'était pas capable de marcher et maintenant regardez... »

J'observe la vidéo que Dr Raj me montre.

Je n'en crois pas mes yeux quand je vois la différence... Ceci ne faisait que confirmer mes choix ! Je suis sur la bonne voie !

« Bien sûr il s'agit d'une paralysie cérébrale, c'est beaucoup plus simple et plus rapide qu'avec un cas de dystrophie musculaire comme Gabrillian. »

« Votre thérapie travaille en fait sur un autre micro système que la Neuro Reflex Thérapie de Lone Sorensen sur les mains, les pieds et la tête, n'est-ce pas ? J'ai remarqué que vous traitiez plus le côté gauche que droit, est-ce que c'est parce qu'il s'agit du côté lunaire ou yin, pour travailler le système parasympathique et avoir un effet sédatif sur l'organe correspondant ? Pour balancer la rate par exemple qui semble le plus gros problème de Gabrillian ? Avec la Neuro Reflex Thérapie c'est différent, il y a un effet régulateur quand l'on travaille sur le côté droit et gauche, on ne peut pas travailler que d'un seul côté car ça déséquilibre l'organe et parce que le cerveau reflète les deux côtés. »

« Oui, ma technique est différente et il n'y a pas qu'un seul Yin et Yang, droite et gauche du corps, il y en a en fait de nombreux sur le corps humain. Quand nous avons le temps avec mes collègues nous en cherchons de nouveaux, » me dit Dr Raj, excité.

« Dans le cas de Gabrillian, vous travaillez tout d'abord sur le problème de l'intestin perméable, n'est-ce pas ? Combien de temps est-ce que vous pensez que ça va prendre ? »

« Ça dépend des personnes et de leur niveau de participation. Gabrillian va déjà beaucoup mieux, peut-être il lui faudra environ un an tout pour tout… »

Le réceptionniste me tend un papier avec la liste de nouveaux remèdes prescrits et m'explique comment les utiliser. Dr Raj nous raccompagne jusqu'à la porte d'entrée. Gabrillian est très content car je lui ai promis un restaurant.

Les yeux de Gabrillian brillent, il sait que la roue est en train de tourner pour lui…

* * *

Décembre 2017, en France

« Gabrillian, viens ici ! »

Les gens de la salle d'attente me regardent et je commence à m'impatienter. Gabrillian a bien sûr trouvé le jouet qui fait le plus de bruit, et le fait rouler d'une salle d'attente à une autre. *'Crrrrrrr'* fait la petite automobile. Une maman lui demande s'il peut faire un peu moins de bruit…

Le docteur arrive.

« Gabrillian et Clémentine ? » demande le docteur, surpris et énervé de ne pas trouver Gabrillian dans sa chambre d'examen.

Il est 4 heures de l'après-midi et nous sommes au Centre Hospitalier Universitaire (CHU) de Grenoble avec mon père, depuis tôt le matin.

Le secrétariat nous informe qu'ils nous contacteront dès que les résultats seront arrivés.

* * *

Après plusieurs heures d'attente, le Dr Testard, neurologiste-pédiatre entre dans la chambre d'hôpital.

« Bonjour, comment allez-vous ? Comment va Gabrillian ? Tout s'est bien passe ? » questionne t'il mon père et moi.

J'articule que Gabrillian va bien maintenant.

« Gabrillian, viens là poussin ! »

Dr Testard observe sa démarche et confirme que Gabrillian a fait des progrès depuis la dernière fois bien qu'il semble avoir une amyotrophie distale également, aux mollets.

J'explique que bien que Gabrillian fait de gros progrès physiquement, cependant il semble affecté à l'école, ses professeurs se plaignent constamment de son attitude...

« Il serait envisageable de le faire tester pour ADHD, il semble en avoir les signes... c'est normalement héréditaire... est-ce que vous ou le papa... ? C'est généralement une tendance à ne pas être présent, ce n'est pas très grave mais ce sont des enfants qui ont généralement des difficultés à s'intégrer à un groupe, se faire des amis... »

Tout se bouscule dans ma tête ... *"Clémentine, t'es encore dans les nuages. He-ho, Clem, où tu vas?!"*

Tous les épisodes difficiles de mon enfance remontent à la surface désormais et le point commun de tous ces événements est une absence totale de ma part, comme si je disparaissais dans mon monde et une isolation marquée des autres enfants. J'avais parfois l'impression d'être tellement différente que j'aurais fait n'importe quoi pour me faire remarquer et être aimée avec mes bonnes notes.

Et c'est une attitude que je retrouve chez mon fils, il cherche toujours à se faire aimer des autres enfants.

* * *

Le docteur Testard s'en va maintenant et nous informe que l'ergothérapeute de l'hôpital va également rendre visite à Gabrillian dans une heure.

Gabrillian regarde les dessins animés de son lit d'hôpital et j'en profite pour me replonger dans mon livre acheté une semaine plus tôt à la Fnac de Lyon : *"Journal d'une Intolérante Alimentaire"*...

Captivant et tellement vrai, on y trouve également plein de petites astuces. Je souhaite faire un petit topo à propos de la nourriture, des intolérances alimentaires ...

La vérité, c'est que ce n'est pas facile à suivre, et encore moins de limiter son enfant.

On ne se rend pas bien compte mais manger c'est vraiment un acte d'appartenance et d'intégration à la société.

Et quand vous ne partagez pas les mêmes tolérances que la plupart des autres, les moindres sorties en famille, les goûters à l'école, les repas à la cantine, et les après-midis à la plage peuvent devenir vraiment chaotiques.

Combien de fois j'ai trouvé Gabrillian assis à m'attendre, regardant les autres enfants manger des pâtes au fromage qu'il n'a pas le droit de manger et dont il raffole tant ?

J'avais trouvé le moyen de m'organiser et venir chercher Gabrillian pour manger à la maison et le ramener pour lui épargner cette vue mais certaines fois j'étais un peu en retard.

Et en tant que parents, ça vous fend le cœur à chaque fois qu'il y a un anniversaire à l'école, la maitresse qui vous appelle et vous demande si Gabrillian peut manger un gâteau au chocolat...

Et là je suis au travail, je ne peux pas lui apporter une barre de céréale sans gluten ou sans sucre pour avoir lui aussi son plaisir… Mais aussi, ce n'est pas la même chose parce que Gabrillian ne partage pas ce que les autres enfants mangent ou font, et là encore ça le met de côté.

Gabrillian veut tellement être intégré et jouer avec les autres enfants qu'il avait même commencer à se faire influencer par certains enfants batailleurs pour gagner leur sympathie… Et là, la maitresse m'appelle et me dit que Gabrillian a tapé un autre petit enfant, il a baissé la jupe d'une petite fille… Et quand je demande à Gabrillian pourquoi il a fait ça, il m'explique que *"C'est Dimitris… C'est Stelios qui m'ont dit de le faire…"*

* * *

J'étais tellement fatiguée. D'un côté, Gabrillian allait mieux, il faisait des progrès, et d'un autre ça ne faisait qu'empirer.

En France, j'ai trouvé le livre *"Journal d'une Intolérante Alimentaire"* de Margot Montpezat, dans lequel elle décrit son histoire, combien c'est frustrant parfois d'être intolérante au gluten, combien les gens peuvent être cruels, et finalement comment elle a trouvé son chemin.

Elle a également suivi une thérapie psychologique et elle partage également des interviews d'experts en la matière, dans son livre. Le psychologue alimentaire interrogé explique en effet que bien plus que la privation et leurs effets secondaires physiques, un régime alimentaire n'est pas anodin au niveau psychologique. Il explique que manger est un acte sociable et c'est également un sujet tabou.

Ça m'a fait beaucoup de bien de lire ce livre, d'entendre la version d'une intolérante, de me mettre à la place de Gabrillian, et finalement de découvrir qu'il y a des solutions.

Margot décrit la meilleure façon de s'excuser qu'on ne peut pas manger sans vexer nos hôtes, de demander aimablement au restaurant un menu 'gluten free' et sans sucre et sans produits laitiers...

On se met à sa place quand elle se fait embêter par sa famille, ses amis et quand ses proches lui reprochent qu'elle en fait trop, que tout ça c'est dans sa tête...

On la comprend quand elle s'énerve quand on lui présente des tagliatelles au fromage sachant qu'elle ne peut pas en manger.

On se sent proche quand elle passe une heure dans les magasins bio à déchiffrer toutes les étiquettes des différents produits achetés, et finalement qu'elle doit reposer la plupart car ils mettent "gluten free" sur les étiquettes et contiennent du fromage ou du beurre ou le produit est "sugar free" mais contient de l'aspartame qui est cancérigène...

Margot explique également les différences culinaires des différents pays et leurs avances diététiques—à savoir, aux États-Unis et au Royaume Uni, par exemple, ils sont très en avance.

A Londres, vous trouvez dans la plupart des restaurants convenables un menu "Gluten free" et certains également encouragent le consommateur à exprimer ses allergies ou intolérances alimentaires pour un repas sur mesure.

Ce qui n'est pas vraiment le cas pour la France ou même à Paris— les restaurateurs vont vous faire les gros yeux si vous osez demander une alternative au pain traditionnel, au fromage...

Les français sont tellement fiers de leur terroir...

L'ile de Tahiti, lieu de naissance de l'auteur, est un vrai paradis pour les amateurs et consommateurs de produits à base de lait de coco et *gluten free*.

Ce qui n'est pas toujours le cas pour ces pays exotiques. Quand nous sommes allés à Bali, tu penses qu'avec tous leurs cocotiers ils ne cuisinent qu'au lait coco mais non, ils cuisinent tous au beurre !

Margot donne également des alternatifs pour le lait, beurre, crème et gluten avec des exemples de ses propres recettes.

Ce qui m'a également fait plaisir, c'est d'entendre de la bouche de quelqu'un d'autre que les analyses de sang ne démontrent pas toutes les allergies et intolérances alimentaires parce que j'ai dû probablement le répéter cinquante fois à Vassilis !

* * *

Krasimir et moi nous nous sommes mariés le 27 Décembre 2017, à la mairie de Paphos.
Un nouveau chapitre de ma vie s'ouvre à moi, avec un homme qui m'aime. Je suis heureuse.

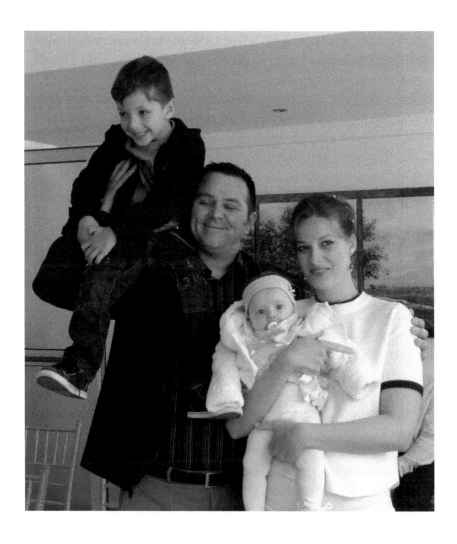

CHAPITRE 15
Voyage à Oman
* * *

Février 2018

Me voilà embarquée dans une nouvelle aventure, aller dans le désert d'Oman et aider des familles, des parents et leurs enfants...

J'avais fini ma formation en *Neuro Reflex Thérapie*, reçu mon diplôme, et déjà commencé à travailler avec des cas très intéressant comme des personnes souffrant de sclérose en plaques et de tension artérielle, avec de très bons résultats.

La *Neuro Reflex Thérapie* est une technique qui comprend à la fois des pratiques aborigènes et orientales, ainsi que la pointe de recherche neuro-anatomique. Elle est basée sur les dernières recherches en neuroplasticité—la capacité des nerfs et des cellules du cerveau de se régénérer.

Nous travaillons au niveau du visage, sur des 'zones reflexes', des points neurologiques qui activent la production de messagers nerveux et qui stimulent certaines parties du corps, d'un organe, ou du cerveau. Cette technique s'appelle aussi la 'cyber thérapie'. C'est un peu comme si notre cerveau était un ordinateur et les points neurologiques un clavier. Il est ainsi possible d'ouvrir certains "softwares" et d'en corriger le contenu. Cette correction n'est possible qu'en traitant la cause primaire du dysfonctionnement—dans 90% des cas, c'est une émotion qui a créé un effet avalanche et a entraîné le dérèglement du corps.

On active également avec le côté tranchant des pouces sur certaines lignes au niveau du cuir chevelu—des lignes qui correspondent à certaines sutures de la boite crânienne—pour stimuler la circulation sanguine et les fluides spinaux de différentes parties du cerveau. Cette stimulation permet de régulariser certains fluides appelés *humeurs* tels que le sang, la lymphe, et le fluide cérébrospinal.

Au niveau des pieds, nous pressons certaines zones réflexes de la réflexologie traditionnelle chinoise et sur une zone neurologique correspondant à la colonne vertébrale. Grace à cette technique, il est possible de réguler la posture en relâchant tous nerfs sous pression et en ajustant la colonne un peu comme un chiropracteur mais en travaillant avec la zone reflexe au lieu de la colonne vertébrale elle-même.

Cette méthode permet aussi d'activer ce qu'on appelle les *dermatomes*, c'est à dire que différentes parties de peaux mais aussi différents organes, glandes, structures, et muscles sont relies à différents nerfs spinaux. Il est donc possible de traiter différents organes en appuyant sur le reflexe du nerf spinal correspondant.

Sur les mains, nous possédons également un grand nombre de terminaisons nerveuses correspondant à certains organes mais aussi aux hanches, aux épaules etc.

Nous utilisons également la neuro réflexologie Coréenne basée sur la découverte de plus de 100 méridiens.

Les mains sont aussi très efficaces pour réguler des problèmes hormonaux. Bien plus que des effets physiques tel que la fatigue ou bien des bouffés de chaleurs, les hormones sont responsables de notre état mental tel que l'anxiété ou problèmes de comportements. En effet si notre cerveau n'est pas nourri avec les substances dont il a besoin, cela va alors engendrer différents comportements. Ceci est le cas par exemple avec les enfants qui ont des dystrophies musculaires, car la dystrophie est aussi une composante importante pour le cerveau et entraine souvent des problèmes de comportements tels que des ADHD, ADD ou anxiété chronique.

La neuroplasticité n'est cependant possible que par la répétition, car ainsi on crée de nouveaux chemins nerveux et ainsi de nouveaux comportements et habilités.

* * *

Un jour j'étais tombée sur une vidéo d'une famille de bédouins à Oman avec trois enfants handicapés, incapables de marcher. Lone Sorensen et son équipe étaient allées dans le désert pour former la famille à une méthode appelée *Temprana*. C'est une méthode basée sur les dernières recherches en neuroplasticité. La famille doit manuellement stimuler trois zones du corps, le visage et le crâne, les mains, et les pieds.

Je regarde la vidéo et je n'en crois pas mes yeux. Après 6 mois, les deux enfants de 6 ans et 10 ans commencent à marcher, et l'adulte de 21 ans commencent à marcher à quatre pattes !

Je me dis, *"Je dois aller là-bas et découvrir ce système de réhabilitation ! Je veux rencontrer Lone et voir ce qu'elle est capable de faire, je veux m'imprégner de son état d'esprit !"*

Peu de temps après, je reçois un email de Lone pour une prochaine expédition à Oman. Elle a besoin de volontaires pour former des familles avec des enfants qui ont des problèmes au cerveau. Seulement les thérapeutes qui ont déjà obtenu leur diplôme en Neuro Reflexe faciale ou en Temprana peuvent se présenter en tant que candidat. J'y vois une opportunité et je postule !

* * *

Je dis au revoir à Gabrillian et il me demande si je vais au pays des chameaux !

Je fais un bisou à Julia, mon bébé de 5 mois et demi. C'est la première fois que l'on sera séparées toutes les deux. J'en ai le cœur serré. Je lui souffle à l'oreille, *"Maman revient vite, tu verras ! Et si de te laisser dix jours si petite t'apprendra plus tard à aller jusqu'au bout de tes rêves et bien j'aurais bien réussi mon rôle de mère ! Tu me manqueras beaucoup !"*

Gabrillian s'est échappé dans sa chambre. Il ne veut pas me parler, il veut attendre sa Yaya.

Je lui explique d'abord ce que je vais faire, aider des petits enfants comme lui, apprendre plein de choses, suivre mon rêve, mais je vois bien qu'il n'est pas très réceptif à mes propos. Je lui promets alors une surprise d'Oman et son regard s'illumine aussitôt.

* * *

« Bonjour Clémentine ! » me dit Lone en souriant.

« Comment s'est passé votre vol ? Vous êtes la dernière pour ce soir. Rentrons dans la salle. »

Je regarde Lone. C'est très étrange, j'ai l'impression de la connaître. Peut-être après toutes ces heures d'études de la neuro-réflexologie faciale derrière mon écran d'ordinateur, je connais sa voix et ses expressions tellement bien.

Lone Sorensen est la directrice et fondatrice de l'institut international de Réflexologie dont le siège est à Barcelone en Espagne. Lone est née et a étudié au Danemark, et elle a également des origines Argentines, d'où ses cours en espagnol également.

Elle est pionnière de la *Neuro Reflex Therapy*.

Lone s'est focalisée également dans l'aide aux enfants handicapés ou avec des besoins spéciaux. Elle développera d'ailleurs dans cet objectif une technique appelée *Temprana Reflex Therapy*.

Temprana signifie une rééducation en stade précoce, et vise à stimuler intensivement et spécifiquement l'enfant ou l'adulte. Cette méthode consiste à stimuler des points neurologiques et créer de nouveaux chemins neurologiques accélérés et maintenus avec l'apport d'une autre technique appelée *Brain Gym*.

La "Gym du cerveau" active la partie Pons située entre les deux hémisphères du cerveau, et ainsi favorise la création de nouveaux chemins neurologiques. La coordination est ainsi favorisée en stimulant l'hémisphère droite et gauche du cerveau.

J'avais décidé neuf mois auparavant de poursuivre cette formation de Neuro-Réflexologie faciale en raison des bénéfices de cette technique sur la concentration, l'amélioration de l'apprentissage, et la diminution de l'hyperactivité.

Ça m'a passionné immédiatement. Je savais que la réflexologie était une méthode efficace, surtout pour les douleurs, les sinusites, etc. Et puis un jour, en massant les pieds de Gabrillian devant un de ses dessins animés, ça m'était venu comme un flash. *Et si je pouvais l'aider avec la réflexologie ?!* De plus, il appréciait beaucoup le massage aux pieds.

J'avais oublié cette idée et ne m'en étais pas plus préoccupée que ça. Mais plus j'en apprenais à propos de cette technique, plus j'étais impressionnée par la profondeur des recherches de Lone. Lone explique le cas de son fils qui est né avec une maladie rare. Il n'a pas de cheveux et a de nombreuses crises d'épilepsie. Après des jours passés à l'hôpital avec des docteurs qui n'arrêtent pas de donner à son fils de nouveaux médicaments qui ne font qu'empirer son état, elle devient vite déçue de l'approche médicale. Il lui vient alors l'idée de soigner elle-même son fils avec la réflexologie plantaire. Après un an de traitement de réflexologie combiné avec de l'homéopathie, son fils recouvre 100% de ses facultés et n'a plus de crises d'épilepsie.

Après quelques années, Lone décide de déménager en Argentine et d'ouvrir une clinique là-bas...

Elle raconte l'histoire d'une jeune fille avec une démarche très désarçonnée et des spasmes musculaires. *"Je veux que vous me traitiez s'il vous plait, vous-même,"* lui dit la jeune fille.

Lone est déboussolée au début. Elle n'a jamais traité de cas si dramatique auparavant. Elle demande de l'aide à des collègues et c'est ainsi qu'elle va commencer à travailler avec de nouvelles techniques au niveau du visage.

La première fois qu'elle travaille sur la jeune fille, tous spasmes musculaires involontaires disparaissent. Quand j'entends cette histoire ça me met la puce à l'oreille. Cette technique doit être très puissante.

Lone raconte également comment elle a appris cette technique en regardant pendant des heures des aborigènes des Andes se masser entre eux. *"Cette technique était essentiellement enseignée aux femmes de la tribu et bien souvent les plus âgées massaient les plus jeunes. Il semblerait que ce soit également à une période bien précise, chaque mois. Les hommes avaient parfois recours à cette thérapie en cas de blessure,"* racontait Lone. Lone dessina alors de nombreux croquis et cartes en mimant les aborigènes, et de retour à son institut elle recherche avec l'aide d'autres thérapeutes et docteurs de son équipe les correspondances avec les autres systèmes et micro-systèmes connus.

Les recherches s'avèrent extrêmement intéressantes, et ils découvrent alors un nouveau système très puissant correspondant au système nerveux central.

* * *

« Vous ne rencontrerez certains membres de votre équipe que demain, car pour nos amis d'Australie le voyage fut très long et elles sont retournées se coucher… » nous raconte Lone dans le taxi.

Nous arrivons dans un genre de ferme avec un très grand dortoir. Le salon est orné de longues banquettes au style 'Mille et Une Nuits', avec un énorme chandelier au milieu.

Je partage la chambre avec Shermine—elle est d'origine libanaise et habite à Londres—et une australienne, Bobbie, avec des origines polonaises.

Je découvre les autres neuro-réflexologues engagées volontaires le lendemain au petit déjeuner.

Cathy est de Melbourne, Brigitta est allemande et Lissy et Anne Marie sont du Danemark, comme Lone.

En fin de matinée nous commençons les cours théoriques. Nous nous asseyons sous un patio. Il fait chaud et le petit courant d'air et le thé d'hibiscus glacé nous rafraîchit un peu.

Lone raconte de multiples histoires de patients afin de nous mettre dans le contexte et également nous enseigner ses techniques sous une forme moins conventionnelle.

C'est cela que j'ai tout de suite beaucoup apprécié avec les cours de Lone. En illustrant des exemples très parlants, elle nous emmène dans son univers facilement et sans résistance de notre part.

Et c'est ainsi que moi, toujours ayant été passionnée de médecine ancestrale, me retrouve dans un groupe de personnes très bien éduquées, partageant les mêmes admirations et aspirations. Lone commence à raconter l'histoire de ces trois enfants du désert d'Oman avec des atrophies musculaires. Je suis suspendue à ses lèvres et boit chacune de ses paroles.

* * *

« C'est une famille très pauvre qui a été sponsorisée par l'Institut Sorensen. C'est une famille de onze enfants, dont trois d'entre eux souffraient d'un syndrome provoquant des atrophies musculaires. Bien sûr, dans ces conditions, il n'y a pas eu de diagnostic certain dû au coût des analyses et à l'éloignement de la ville... Cependant, avec notre technique d'examen, nous n'avons pas besoin de diagnostic car il est possible de ressentir manuellement s'il y des blocages dans le système nerveux de certains organes, glandes ou systèmes. »

« Les trois enfants sont nés ainsi et aucun d'entre eux n'était capables de marcher quand nous avons commencé la thérapie. Ils étaient capables de bouger le haut du corps car seulement le bas du corps avait été affecté. Le plus âgé ne parlait pas, également, et était un peu autiste.

Nous avons donc formé la famille, les trois sœurs plus âgées, pour travailler tous les jours sur eux.

Après quatre mois, quand je suis revenue je ne pouvais croire à ce que je voyais ! La plus petite était désormais capable de marcher ! Elle fut par la suite également capable de courir, et cela fût pour moi une grande joie de voir toutes les nouvelles possibilités maintenant ouvertes à elle. Le second ne pouvait pas marcher avant mais maintenant il était capable de rester debout pour une courte période. Il était également capable de faire quelques pas.

Bien sûr quand nous avons commencé il avait déjà 14 ans, et ce ne sont les progrès seulement sur quatre mois. »

« Il faut savoir que le plus tôt on commence la thérapie, plus les résultats seront meilleurs. Et le plus âgé était désormais beaucoup, beaucoup, *beaucoup* moins autiste. Je l'ai remarqué immédiatement car je pouvais obtenir un contact visuel. Il était également capable désormais de marcher à quatre pattes. Et cela a fait une très grosse différence pour la famille car vous pouvez imaginer ce jeune de 21 ans, en surpoids, toujours assis dans son coin, qui ne bouge pas, qui aime manger beaucoup, et son père, un homme très mince qui doit le porter chaque fois pour aller aux toilettes... Et ça c'est très dur. Beaucoup de personnes ne savent pas ce que cela signifie d'avoir un enfant handicapé... Et là-bas dans le désert, en tant que toilette, ils ont juste un trou à l'extérieur, éloigné de la maison, avec quelque planche autour pour cacher, et le père doit le porter à chaque fois jusqu'à ce trou ! C'est une situation très difficile ! Et maintenant il pouvait marcher à 4 pattes jusqu'aux toilettes, jusqu'à son lit et aussi pour venir manger et il a également perdu du poids... Si je me souviens bien il a perdu à peu près 18 kilos... »

« Je leur ai également appris un complément de la thérapie qui s'appelle le "cross crawl" que nous utilisons parfois pour handicapé qui n'ont pas accès à la physiothérapie et également pour des problèmes d'autisme social ou ADHD. J'utilise 2 types de gymnastique du cerveau, le modèle traditionnel américain et un autre moins traditionnel et très différent, donc j'ai au total 54 mouvements que je peux utiliser de manière différente. Et cette technique fût pour ce jeune homme de 21 ans un très bon moyen de stimuler son cerveau et de perdre du poids. »

« Je suis restée en contact pendant assez longtemps avec cette famille, bien que je ne fusse pas capable d'y retourner, et ils m'ont informée que leurs enfants ont continué à bien se développer.

Ils sont devenus plus autonome. Celui de 14 ans a commencé à marcher de plus en plus longtemps. Dernièrement je n'ai pas eu de contact, cependant je suis assez sûre qu'ils continuent de bien se développer et de faire la thérapie. La petite va certainement bien maintenant. C'était de très bonnes sœurs, motivées et engagées, et cela a fait beaucoup de différence car il est très important que les parents ne laissent pas tomber et qu'ils continuent la thérapie continuellement... »

J'interromps Lone avec une question.

« Lone, est-ce que vous vous rappelez si ces enfants avaient également suivi un régime alimentaire particulier et une détoxification de métaux lourds ? » demandais-je, extrêmement intéressée

« C'est une famille très pauvre et ils n'ont malheureusement aucune idée de métaux lourds ou régime alimentaire spécialisé. Ce sont les résultats de quatre mois seulement, de Thérapie Temprana et de Gym du Cerveau... » elle me répond.

* * *

Dans les mois qui suivent, Lone et moi avons eu l'occasion de discuter en ligne maintes fois. Lone m'expliquera son point de vue sur la dystrophie musculaire au cours de nos discussions.

« Il s'agit d'un problème de réaction chimique. Le foie est responsable de plus de 300 différentes réactions chimiques et de la production d'enzymes ou protéines pour le bon métabolisme du corps. Il est également étroitement lié au bon fonctionnement du système hormonal. Le foie est donc responsable de protéines responsable de la tonicité des muscles... »

Extrait de PubMed

« La perte de masse musculaire squelettique est la principale composante de la malnutrition et survient chez la majorité des patients atteints d'une maladie hépatique. Une fonction contractile musculaire inférieure contribue également aux conséquences néfastes de la

La deuxième explication de Lone fût à propos des neurones moteurs et comment ça fonctionne dans le cerveau. Tout d'abord, j'appris que c'est la partie frontale du cortex qui est chargée de tout mouvement du corps et plus particulièrement le cortex pré frontal qui donnerait le signal.

La décision de se lever, par exemple, part de la zone pré frontale et ensuite l'impulsion partira du système nerveux central protégé par la colonne vertébrale aux muscles.

Ensuite, une deuxième partie que l'on nomme 'cortex sensoriel moteur'—qui se trouve à l'arrière de la partie frontale du cortex—entre en ligne de compte aussi. Cette partie du cerveau est une partie qui coordonne les nerfs moteurs et sensoriels et c'est ainsi que j'appris que la fonction de marcher est également une expérience sensorielle.

Lone explique que tout comme avaler la salive ou aller aux toilettes, marcher n'est possible qu'avec le fonctionnement de ces deux parties du cerveau, une fonction moteur et sensorielle. C'est ainsi, par exemple, que des enfants atteints du syndrome d'asperger marchent sur la pointe des pieds car inconsciemment ils n'aiment pas la sensation de mettre complètement le pied à terre.

J'appris également que d'importants neurotransmetteurs se trouvent au niveau du gros intestin d'où l'importance d'un système digestif en parfaite condition pour soigner les problèmes d'un dysfonctionnement du cerveau ou problèmes mentaux.

Sachant que Gabrillian a le syndrome de l'intestin perméable, ça m'a semblé assez logique qu'il ait également des problèmes de dysfonctionnement moteur des nerfs. Le bon fonctionnement du système hormonal est également étroitement lié au colon, sachant que si l'une glande est en disharmonie elle entraînement inévitablement un dérèglement des autres glandes car elles travaillent ensemble. Or les glandes chefs tels que l'hypophyse, pinéale et hypothalamus situées au niveau du cerveau sont responsables de la production et commande de toutes les autres glandes, un peu comme le chef d'orchestre d'un concert musical. Et devinez quelles sont les matières qui sont les plus sensibles aux métaux lourds... et oui, le cerveau et les glandes !

Gabrillian fût également diagnostiqué d'un problème de glande thyroïdienne, une glande qui fonctionne étroitement avec les glandes adrénales et sexuelles.

Lone nous apprend également que les enfants avec un dysfonctionnement ou une atteinte du cerveau ont souvent des problèmes respiratoires et digestifs car ils ne reçoivent pas les impulsions nerveuses jusqu'aux organes et muscles du diaphragme et du transit.

Gabrillian fait souvent des bronchites asthmatiformes et fut diagnostiqué plus tard également de polypes nasaux qui ont été résolus après un an de Neuro Reflex Thérapie et de la prise quotidienne d'extrait de Frankincense d'Oman.

* * *

Temprana Reflex Thérapie

Nous arrivons à un institut spécialisé pour les enfants autistes à Muscat, Oman.

Après avoir visité l'institut, Lone fait un discours pour expliquer ce qu'est la *Temprana Rééducation Reflex Thérapie*.

« Nous sommes ici pour vous expliquer ce qu'est la *Réflexe Thérapie*. Je travaille avec différents enfants à problèmes, pas seulement autistes, mais également ADHD, ou avec divers syndromes. Avec cette thérapie, il est possible de créer un protocole spécifique pour chaque problème cérébral ou avec un organe, un système. Cela fait 8 ans déjà que je travaille à Oman avec des enfants handicapés et je suis venue aujourd'hui avec une équipe de professionnels qui travaillent dans différents pays. Je suis également la fondatrice et directrice d'une école, '*The International Institute of Reflex Therapy*' où j'enseigne la Reflexe Thérapie depuis 40 ans déjà. J'ai différents éducateurs internationaux partout dans le monde, comme par exemple Mohammed en Jordanie, qui forment les professionnels intéressés à ma technique dans leurs pays respectifs. Le seul endroit où je travaille moi-même c'est à Oman. Nous sommes également en train d'ouvrir une école ici. »

« Ma méthode est basée sur le principe de stimulation intensive à la maison. Ainsi nous formons des parents pour faire le traitement de leurs enfants chez eux et je pense que vous savez l'importance de stimuler intensément ce genre d'enfants sinon il n'y pas de résultats. C'est une méthode par laquelle il est possible de changer le comportement du cerveau, grâce à sa neuro plasticité. »

Lone montre des doigts différentes parties du visage, et nous rappelle que certaines parties du visage sont liées à certaines parties du cerveau que l'on nomme 'zone reflexes'. Il est donc possible de changer le comportement du cerveau en stimulant certaines zones ou points réflexes au niveau du crâne, des mains, des pieds...

« Je pourrais aussi travailler sur tout le corps, mais j'ai consacré ma recherche à ces 3 zones : tête, mains et pieds. L'évaluation se déroule en différentes étapes et la première étape est l'observation.

J'observe l'enfant, je peux ainsi détecter des attitudes et je vais également écouter l'histoire de la famille, comment s'est passé l'accouchement, la grossesse, et ce qui s'est passé avec l'enfant... »

« Quel genre de questions ? Qu'est-ce que vous demandez, par exemple ? » demande l'une des éducatrices.

« Des questions à propos de la grossesse, est ce que la mère a pris des antibiotiques très forts pendant la grossesse ou au moment de l'accouchement. Beaucoup de femmes ont une infection au niveau de l'utérus, et si l'enfant avale ce liquide cela peut générer une encéphalite par exemple...

Ça peut être également un long et difficile accouchement, et cela peut affecter émotionnellement l'enfant, ainsi qu'un manque d'oxygène par exemple... Également, il y a des enfants qui deviennent autistiques car ils sont tout le temps sur le iPad. Vous devez savoir que l'être humain se développe avec le mouvement, et si un enfant ne bouge pas, il ne se développe pas bien...

Il y a également des enfants qui deviennent autistique après des vaccinations. Certains sont, par la suite, totalement endommagés au niveau du cerveau... Et ce n'est pas une question de ce que je pense, c'est ce que j'ai vu de mes propres yeux... »

« Ici, à Oman, il y a un phénomène de ce que l'on appelle avec mon équipe "Omani TV Syndrome".

Les enfants sont placés toute la journée devant la télé ! A huit mois devant la télé ! Dès leurs premiers âges—qui sont tellement important—et de plus, ils sont nourris avec du lait formula (lait artificiel) ! N'importe quel enfant deviendrait stupide avec ce régime. J'ai déjà eu 23 cas comme cela. Les enfants n'ont aucun langage, ils n'ont aucun contact visuel, et sont totalement hyperactifs ! »

* * *

Après la pause déjeuner, Lone continue ses explications.

« Donc, comment fonctionne la Réhabilitation avec la Neuro Réflexe Thérapie ? Tout d'abord, j'analyse les différents points neurologiques, les zones réflexes au niveau du visage, au niveau des pieds et je peux ressentir les blocages. Il y a un ressenti différent...

ce que l'on appelle différents dépôts, différents degrés de rigidité des tissus, qui me donnent des informations quant à la nature du problème, la sévérité du problème, et où je dois concentrer mon travail. Et c'est comme ça que sans besoin de diagnostic préalable, seulement avec ce que je vois avec mes yeux et ce que je ressens avec mes mains, je suis capable de créer un protocole adapté et spécifique à l'enfant.

Par la suite, je fais une recherche manuelle de certaines zones au niveau du visage, vous pouvez voir sur les documents remis différentes couleurs pour différentes zones...

Toutes les dysfonctions du cerveau sont capables d'être stimulées et régulées en stimulant différentes zones réflexes. C'est ce que l'on nomme un 'micro système'. Si vous pouvez imaginer une carte du cerveau présente sur le visage, les pieds et les mains.

Ceci n'est possible qu'avec la neuro plasticité de notre cerveau et de notre système nerveux—ce qui signifie une possibilité de modifier le cerveau d'un enfant. Si ceci n'était pas possible alors votre travail en tant qu'éducateur spécialisé, ergothérapeute, ou kinésithérapeute n'aurait aucun sens. Vous aussi vous modifiez le cerveau des enfants. »

« Est-ce que cette neuro plasticité n'est possible qu'avec des enfants autistes, ou applicables pour d'autres cas ? » demande une éducatrice.

« Bien sûr, nous travaillons également avec des enfants qui ont un déficit d'attention, des syndromes divers, des enfants paralysés... Nous avons des enfants qui étaient autistes et qui après finissent par ne plus l'être du tout. Ceci est très différent, d'enfant à enfant.

Donc, quelles sont les étapes... D'abord je vais organiser un protocole, et après je vais former les parents. Par exemple, pour un programme avec un enfant autiste, la formation se déroule en une journée, voire deux ou trois. Trois jours de formation c'est plutôt dans des cas d'enfants qui ont également un endommagement cérébral. Ensuite, la famille va rentrer à la maison et les parents ou autres membres de la famille vont effectuer le traitement trois ou quatre fois par semaine, dans certains cas même six fois par semaine.

Et à ce moment-là on arrive à un point où on a deux cas différents—un cas où les parents effectuent régulièrement et consciencieusement le protocole et ils ont de très bons résultats, et un autre cas où on a des parents (et ceci est malheureusement souvent le cas) qui n'effectuent pas ce travail et donc pas de résultats...

Par exemple, un garçon de 12 ans, en 3 semaines il y a eu d'énormes changements positifs. Cela dépend beaucoup des familles. Ça doit être le cas pour vous aussi, j'en suis sûre. Vous avez des familles qui ont l'énergie à la maison pour soutenir votre travail et d'autres non...

C'est un outil très facile à utiliser, nous utilisons seulement nos mains. Nous avons juste besoin d'un peu d'huile de coco par exemple, ce qui est très pratique surtout si nous nous trouvons dans le désert comme certaines familles que j'ai formées... Les éducatrices de l'institut semblent très intéressées, et plus d'une fois nous avons démontré les techniques utilisées sur eux. »

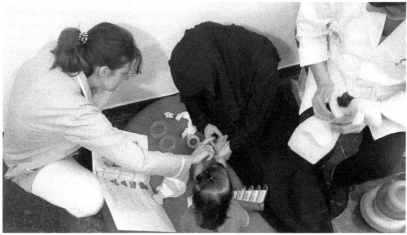

Clémentine, formant une famille à Oman avec Lone Sorensen et une équipe de neuro réflexologistes.

* * *

Durant mon séjour à Oman, je rencontre un exemple frappant de ce travail, et des résultats que ça engendre.

Omer, le fils de Aisha, responsable de la réhabilitation à Oman, est un garçon de 14 ans. Il a souffert d'une paralysie cérébrale due à une encéphalite quand il était petit, et sa mère n'a pas baissé les bras comme les docteurs lui avaient recommandé. A la recherche de solutions, elle découvrit la thérapie Neuro Reflex et finalement elle et sa sœur ont été formées à la méthode *Temprana*.

Aujourd'hui, Omer n'a plus de crises d'épilepsie, il marche avec un léger déhanchement, il est capable d'avoir une conversation intéressante, et parle l'anglais et l'arabe couramment.

* * *

A la fin de mon voyage à Oman, Lone me tend un dossier vert.
« Voilà, Clémentine. C'est le protocole Temprana que j'ai préparé pour ton fils. »

Quelques jours auparavant, Lone m'avait demandé de lui faire une liste de tous les symptômes de Gabrillian. Cette liste inclut :

- Déhanchement qui rappelle le dandinement d'un canard.
- Atrophies musculaires des deux cuisses et faiblesse des mollets et des triceps (pour les mollets et les triceps, il s'agit peut-être aussi d'amyotrophies, cependant seulement les quadriceps de Gabrillian ont été scannés à l'aide d'une IRM—*imagerie par résonance magnétique*)
- Faiblesse des poumons, congestions chroniques, sinusites récurrentes, nez très sec, tousse beaucoup, prend de la ventolin (les docteurs m'avaient expliqué que c'était dû à sa faiblesse des muscles pelviens qu'il ne pouvait expulser tout le mucus des poumons)

- Faiblesse du tronc, la ceinture abdominale est très lâche (depuis son œsophagite quand il était bébé et ses pleurs constants, son ventre est resté gonflé et lâche)
- Hyper lordose encore souple et une scoliose qui n'est pas fixe.
- Genou et coude en hyper extension (il est hyperlaxe, comme moi), problème de chevilles, les pieds sont tournés vers l'extérieur.
- Syndrome de l'intestin perméable, diarrhées fréquentes.
- Intolérances alimentaires.
- Intolérance au sucre.

Je relis ma liste, et tout à coup je me rends compte que tout ceci me semble beaucoup plus abordable que le diagnostic médical "dystrophie musculaire" et "il n'y a pas de cure".

* * *

Dès mon retour à Chypre, je suis enthousiaste et impatiente d'essayer ce nouveau protocole sur Gabrillian. Après tout ce que j'ai vu à Oman, le rétablissement fonctionnel des enfants, toutes les histoires racontées par Lone et les autres thérapeutes, et l'exemple frappant d'Omer, je suis pleine d'espoir et remplie de gratitude.
Je passe devant la douane et l'agent me fait signe de passer, je souris sachant que dans mon sac se trouve un paquet de résines de Frankincense d'Oman.
J'ai vraiment hâte de voir les effets sur Gabrillian.
J'arrive à la maison de sa grand-mère, qui s'est occupée de lui pendant mon voyage.
« Maman, maman ! »
Gabrillian accourt et m'étreint. Je l'embrasse sur la tête.
« Oh mon poussin, tu m'avais manqué ! » lui dis-je tout en sortant de mon sac une peluche.

C'est un dromadaire avec 'Oman' écrit sur sa bosse, et quand on appuie sur son ventre il chante une chanson arabe avec une voix enfantine. Gabrillian adore. Il est très content de son cadeau.

Arrivée à la maison, après avoir défait ma valise et embrassé mille fois mon petit bébé de cinq mois, je m'installe sur le canapé, prête à faire le massage pour Gabrillian.

Nous commençons par le pressing du Dr Raj, puis je décide que ce soir nous ferons seulement la tête et les mains car c'est déjà long avec ce premier massage. Demain matin, nous ferons les pieds.

J'ai également ramené d'Oman une huile qui contient de l'huile essentielle de Frankincense. Ça sent tellement bon.

Gabrillian est allongé sur mes genoux et je commence la thérapie. Durant mon séjour à Oman, j'ai eu l'opportunité de faire le massage à Lone Sorensen et ainsi d'être évaluée et aiguillée sur certaines erreurs.

« Fais de plus longues traînées, » me dit Lone alors, et m'attrape les mains pour amplifier mon mouvement afin de couvrir toute la zone à traiter.

« C'est le système hormonal, et ton fils a tellement besoin d'une bonne stimulation de cette zone, » elle insiste.

Je lui avais ainsi démontré toute la procédure sans oublier les lignes et points du crâne, représentant le lobe frontal du cerveau, pour un bon mouvement du corps.

« C'est parfait, je suis impressionnée, tu es sur la bonne voie » me dit Lone en souriant.

Ses mots résonnaient encore dans ma tête quand j'effectuais la thérapie à Gabrillian, et je me sentais gonflée d'un nouveau vent de confiance en moi.

Je commence à faire les zones réflexes et les points de pression sur les pieds de Gabrillian.

Je suis surprise de découvrir combien d'inflammations et infections je ressens dans son corps avec mon pouce, surtout avec cette nouvelle technique que Lone nous avait montrée à Oman.

J'avais demandé à Lone pourquoi les pressions étaient effectuées vers le haut, car c'était la première fois que je voyais ça, bien que j'eusse déjà 13 ans d'expérience en réflexologie plantaire.

« C'est une question de brosser dans le sens inverse du poil, on ressent alors plus les terminaisons nerveuses et par ce fait on ressent plus les déséquilibres du corps » m'avait affirmé Lone.

Je regarde Gabrillian. Même si cela semble assez sensible, compte tenu du nombre de déséquilibres et donc cristaux ressentis sous la plante des pieds, il s'était endormi et semblait même avoir apprécié ce massage...

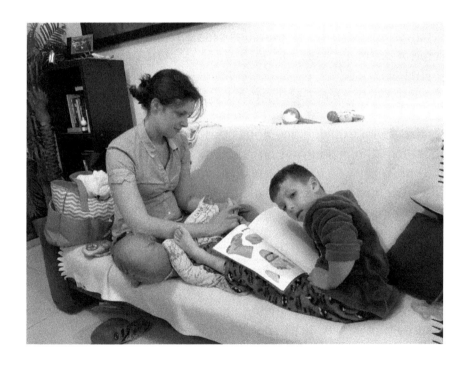

* * *

Avril 2018

Quelques semaines plus tard, nous décidons d'aller nous promener. Il y a une balade le long de la mer et qui côtoie une rangée d'hôtels, à Paphos.

Nous aimons beaucoup y aller avec mon mari car ça sent les vacances avec tous les touristes allongés sur leurs transats, couverts d'huile de bronzage, et la vue époustouflante des vagues qui s'écrasent contre les rochers.

Gabrillian est tout excité, il est ravi de découvrir de petits iguanes sur les murets, qu'il nomme dinosaures. Eux aussi se font dorer sur les rochers entourés de massifs de fleurs rouges et roses.

Ça sent bon le romarin. Gabrillian m'en apporte une petite branche et se frotte les mains avec.

Avant de partir en promenade, j'avais expliqué à mon fils qu'il était temps pour lui de marcher sans emmener la poussette. Il était désormais assez fort et bientôt sa petite sœur aller aussi marcher...

En entendant cela, Gabrillian est bien décidé à ne pas se faire doubler par sa petite sœur et on laisse donc la poussette dans le coffre. Je lui explique que nous nous arrêterons quand il le souhaitera, et nous pourrons nous asseoir sur un banc.

C'est la technique que j'utilise quand je le vois se fatiguer. Au lieu de lui demander s'il est fatigué ou s'il a mal aux pieds, je l'invite à s'assoir à côté de moi.

Ça marche très bien, mais quand au contraire je lui demande s'il a mal ou est fatigué, il commence à se plaindre et ne fera pas d'efforts pour se surpasser car on est vite influencé par les mots...

« Allez, viens mon poussin, on va s'assoir sur ce beau banc ! Regarde, en plus on peut même apercevoir tes copains les dinosaures, » m'écriais- je en apercevant les iguanes.

Gabrillian s'assoit deux secondes puis il se relève. Je vois qu'il a repéré la marelle.

Il m'explique qu'il sait jouer et qu'il va me montrer. Deux jours auparavant je l'ai vu observer attentivement deux petites filles jouer à la marelle et il m'avait demandé à quoi elles jouaient.

Après avoir finalement trouvé une petite pierre, Gabrillian s'avance vers la marelle.

Il lance la petite pierre, et à ma plus grande surprise il se met à sauter d'une case à une autre.

Je n'en revenais pas ! Quelques semaines auparavant, ses tentatives de sauts étaient vaines ou très peu élevées et finissaient par une perte d'équilibre évidente.

Je regardais maintenant un petit garçon avec beaucoup de confiance en lui qui s'élançait d'un pas assuré, ses sauts étaient environ de 10 centimètres de haut, sa réception était parfaite, son équilibre et sa démarche étaient désormais tellement plus équilibrés et assurés.

Les larmes aux yeux, j'observais désormais une petite chenille qui avait mis du temps à sortir de son cocon et qui maintenant déployait de magnifiques ailes d'aisance et de promesses.

* * *

CHAPITRE 16
Quatrième Visite à Londres – Guérison de Gabrillian

* * *

23 Novembre 2018

« Gaby, viens mon poussin ! On va faire ton cahier ensemble ! » dis-je a Gabrillian, lui tendant un livre que j'ai acheté à l'aéroport. Nous avons déjà fait les collages de stickers et il est fier de pouvoir me montrer comme il est doué pour les mathématiques. L'éducatrice spécialisée avait en effet mentionné les progrès de Gabrillian en mathématiques.

Le pilote de l'avion fait alors l'annonce de l'atterrissage prochain et du froid qui nous attend à l'aéroport de Stansted, en Angleterre.

Je me rends alors compte combien ce voyage a été paisible. Gabrillian s'est bien comporté tout le long du trajet.

Je me félicite aussi sur mes nouvelles habitudes—jouer avec lui et lui donner plus d'attention.

Nous avons d'abord rendez-vous avec une amie que j'ai rencontrée à Oman, et qui connait également Dr Raj, par un pur hasard.

* * *

« Bonjour Shermine, ça fait tellement plaisir de te revoir ! Comment ça va ? »

Je tourne, pour lui présenter mon fils.

« Ta maman nous a tellement parlé de toi, ça fait plaisir de te rencontrer Gabrillian, » dit Shermine, souriante.

Nous déjeunons dans un restaurant indien que Dr Raj nous a conseillé. Le personnel est très attentionné quand je leur décris tout ce que Gabrillian ne peut pas manger.

Finalement, il commande "poulet à la Tikka" et comme il en avait assez de toujours manger du poulet, je lui dis que c'est un genre d'oiseau, ce qui n'est pas vraiment un mensonge...

Il est excité d'aller voir Dr Raj et ne mange pas beaucoup. Bientôt je prends congé de mon amie.

Après être arrivés une demi-heure en avance au cabinet de Dr Raj, nous décidons d'aller prendre un chocolat chaud.

J'entre dans un café et demande au garçon s'il a du lait de coco pour faire un chocolat chaud.

Après avoir confirmé, j'annonce à Gabrillian qu'il va avoir un chocolat chaud.

« Maman, regarde, il y a un petit cœur dans mon chocolat ! » Il est tout excité avec son chocolat chaud, il veut absolument prendre une photo et renverse son chocolat sur la table et le sol...

Au départ, ça m'énerve un peu. Je pense *'mais zut, il ne pouvait pas faire attention... ?!'* puis je m'assagis. Après tout il n'a pas fait exprès. Ça arrive à tout le monde.

J'explique au garçon que nous avons eu une catastrophe. Gabrillian est mal à l'aise. Il essaye d'essuyer... Et tout à coup je me rends compte combien il a changé. Il est tellement plus responsable et il essaye de réparer ses erreurs.

Le garçon demande alors à Gabrillian s'il en veut un autre.

« Oui ! » dit Gabrillian, tout excité d'avoir une seconde chance.

Cette fois il me laisse prendre la photo de son chocolat chaud. Il le boit à petites gorgées, savourant sa boisson, et après quelques minutes nous traversons la rue pour nous rendre au cabinet de Dr Raj.

* * *

« Dr Raj est prêt à vous recevoir » nous informe la secrétaire.

Dans les couloirs blancs, toutes les portes se ressemblent. Je reconnais celle de Dr Raj à la photo d'un petit bouledogue français sur la porte opposée de son cabinet.

« Bonjour Clémentine, bonjour Gabril… » sa voix s'arrête en regardant mon fils marcher.

« Oh my God, regardez-le ! il a tellement progressé ! Clémentine, la prochaine fois tenez-moi au courant de l'évolution de Gabrillian, que l'on n'ait pas une crise cardiaque en voyant les résultats… » me dit Dr Raj, très satisfait.

« Qu'est-ce que je peux vous offrir à boire ? Un thé, peut-être ? Gabrillian, est-ce que tu veux de l'eau ? » demande Dr Raj.

« Nous venons de boire un chocolat chaud—avec du lait de coco—donc je pense que oui un peu d'eau pour Gabrillian serait la bienvenue… » affirmais-je tout en regardant mon fils. Je devais constamment lui rappeler de boire de l'eau. Il pouvait aisément rester une journée sans boire.

Il tend sa bouteille d'eau en plastique à Dr Raj pour lui montrer qu'il a déjà de l'eau.

« Nous allons te donner un autre genre d'eau, tu vas voir ! » dit Dr Raj.

Gabrillian est déjà installé sur son siège, prêt à être testé avec la machine Biorésonance.

« Ça fait combien de temps que l'on ne s'est pas vu ? »

« Ça fait un an. J'ai eu beaucoup de voyages… »

« Oui, vous êtes allée à Oman… ça vous a plu ? »

* * *

Je regarde l'écran de Dr Raj. La plupart des cases sont désormais jaunes, ce qui est signe d'équilibre. Il n'y a désormais plus de cases rouges qui représentent des inflammations, infections, mauvaise circulation etc.

« La glande thyroïde de Gabrillian va beaucoup mieux. La rate est toujours un peu déséquilibrée et il a également des problèmes de peau… »

Je pense alors aux complaintes récentes de Gabrillian la nuit, il se plaignait que ça le grattait, et j'avais remarqué qu'il avait aussi des dartres…

« Dr Raj, j'ai récemment acheté un DVD pour étudier un régime alimentaire qui avait des similitudes avec le régime que vous recommandez, le 'GAPS diet'… »

« Ne faites pas ça, ne faites pas ce régime pour Gabrillian, je vais vous expliquer… »

« Alors les fermentations de choux, de poissons, tout ça ce n'est pas bon ? »

« Non, laissez-moi vous expliquer avec un schéma. Vous n'oublierez jamais une fois que vous l'aurez compris. »

Dr Raj prend une feuille de papier et me fait un geste de m'approcher.

« Regardez, prenons l'exemple d'un végétal, une feuille d'arbre… Une matière vivante si vous la faites fermenter, des bactéries vont commencer à la coloniser. Maintenant, observez, si ce sont des bonnes bactéries la matière vivante ne disparait pas mais au contraire si les bactéries sont de mauvaises bactéries, des parasites, la matière, comme cette feuille d'arbre par exemple, va se désintégrer. Quand vous faites par exemple du chou fermenté, vous verrez très bien que la matière commence à diminuer pour laisser plus de place au jus, ce qui signifie que ce sont des bactéries parasites.

Maintenant regardez cet autre schéma : ça c'est le système digestif avec l'œsophage, l'estomac, les intestins et le colon… Tout ce qui se trouve au-dessus des intestins est stérile, alors pourquoi introduire des parasites dans l'estomac ? Vous allez par ce biais causer beaucoup trop de dommages !

J'ai une de mes clientes qui a suivi ce régime et les résultats ont été catastrophiques. Elle s'est retrouvée avec d'énormes problèmes cutanés et il m'a fallu plus d'un an pour rétablir l'état de son système digestif… Oubliez toutes ces fermentations, le kimchi, le kombucha, le sauerkraut, tout ça ce n'est pas bon… »

« Ah bon, et les yaourts fermentés alors comme le kéfir ? Je me sens mieux, je digère plus facilement en mangeant du yaourt avec ma nourriture… »

« C'est parce que vous en mangez peu… » me réplique Dr Raj.

Je commence alors à lui lire le détail de tous les différents ingrédients ou procédés utilisés dans la méthode GAPS, et la seule qui lui semble acceptable dans le cadre du régime de Gabrillian est l'administration de thé au gingembre entre les repas.

Liste de produits à éviter

- Molasses
- Sauerkraut, jus de Sauerkraut
- Stock de boeuf et de poisson – préférez le stock de poulet
- Kéfir – en consommez peu
- Gras d'oie, de canard
- Poissons fermentés (maquereau)
- Saumures
- Gravlax
- Ghee fait à partir de beurre non pasteurisé

CHAPITRE 17
Voyage à Bali

* * *

Décembre 2019

Finalement, nous y sommes ! Je voulais tellement aller à Bali ! J'avais lu que là-bas ils avaient des *healers* (guérisseurs) qui transmettaient leur savoir de génération en génération. On disait même qu'à Bali étaient conservés d'anciens manuscrits en Sanskrit unique à la région, ce qui expliquerait pourquoi ils auraient une connaissance particulière et ancienne.

Quand je leur ai demandé s'ils enseignaient leur technique, ils m'ont répondu que non, et que seules certaines familles particulières de la région possédaient ce pouvoir.

« Maman, pourquoi est-ce que ces statues ressemblent à des monstres ? C'est pour faire peur aux enfants ? » me demande Gabrillian qui observait de la fenêtre du taxi un rond-point avec de nombreuses statues assez effrayantes.

« Si tu en as peur tu devrais leur apporter des offrandes pour qu'elles arrêtent de te déranger » lui raconte le chauffeur de taxi. « A Bali, nous croyons en le Yin et Yang, et toute chose est faite d'une partie de lumière et une partie d'ombre. C'est pourquoi nos statues le représentent aussi. »

Je pense, cette civilisation est tellement différente de celle que je connais en Europe... Elle semble basée sur une complète acceptation, il n'y a pas de dualité comme en Occident, du bien et du mal. Chaque personne a des qualités et des défauts, et on a tendance à montrer que nos "bons" cotés et cacher ce que l'on pense être nos "mauvais". En Orient, on reconnaît l'importance des deux côtés qui permettent une certaine harmonie. Il y a également une absence de jugement, une montagne a aussi un versant à l'ombre et un au soleil, l'un ne peut exister sans l'autre. Pourquoi ne pas nous accepter pour qui nous sommes, et après seulement cette honnêteté et vulnérabilité, se permettre de changer pour une meilleure version de nous-même. Mais tout d'abord s'accepter et voir en chacun de nos comportements—ou comportements d'autrui qui ne nous plaisent pas—une occasion de nous surpasser et restaurer notre équilibre.

« Est-ce que vous ne vous énervez jamais chez vous, au volant ? Vous conduisez tellement les uns à côté des autres et vous n'avez pratiquement jamais d'accidents, comment ça se fait ? » demande Krasimir, étonné.

« Nous nous respectons les uns des autres, voilà pourquoi, » nous dit Mike le chauffeur.

* * *

Je regarde encore une fois en bas, je n'y crois pas... Gabrillian vient juste de descendre et remonter des escaliers de plus de 100 marches en pleine jungle... Il était excité par l'immense cascade, la plus grande de Bali, qui nous attendait en bas. Il était tellement fier d'être un petit aventurier. Il a sept ans et demi.

Puis il s'était mis à pleuvoir car c'était la période des moussons. Après avoir gravi les marches glissantes, Krasimir, avec Julia dans les bras, et moi, Gabrillian à la main, nous nous sommes séchés sous une petite hutte en attendant la fin de la pluie. C'était tellement impressionnant, la cascade s'était maintenant colorée de marron et le bruit était effrayant et fascinant.

Je regarde Gabrillian. Hier, pour le réveillon, au lieu de faire la fête pour le nouvel an car on était au milieu de la jungle, nous avions pris un papier et un crayon et on avait noté nos objectifs pour cette nouvelle année.

Pour Noel, nous étions allés dans un orphelinat. A Bali, si les parents ne peuvent pas payer la nourriture et l'éducation de leurs enfants, ils doivent les placer dans un orphelinat.

« Est-ce que tu imagines choisir entre un de tes enfants parce que tu ne peux pas subvenir à leurs besoins ? » me demande Baba, un australien qui habite à Bali. Baba est un professeur d'école en Australie et il dévoue maintenant sa vie au service des enfants de l'orphelinat. Il travaille quelques mois en Australie et revient avec de l'argent pour nourrir les enfants et les volontaires, et pour améliorer les conditions sanitaires et éducatives des enfants.

« Qu'est-ce que vous souhaiteriez pour cette nouvelle année ? » Krasimir avait demandé aux enfants d'écrire sur un bout de papier leur souhait.

Nous ramassons les papiers et commençons à les lire :

"Des nouvelles chaussures ; mes parents fiers de moi ; un cartable pour l'école ..."

J'observe Gabrillian qui avait écrit une PlayStation 4. Il déchire son morceau de papier et sur un autre il écrit *"Je veux que tous les enfants soient heureux !"*

Je le regarde et pense... cette leçon, il ne l'aurait jamais apprise à l'école !

* * *

CHAPITRE 18
La Bioresonance Thérapie à La Maison

* * *

Mai 2019

« Maman, regarde ce que je peux faire ! » s'exclame Gabrillian avec son nouveau masque de plongée.

Il est tellement heureux dans l'eau, les vagues ondulent autour de son corps et l'on ne peut apercevoir aucun handicap...

De loin, j'aperçois mon mari qui discute avec son amie Galia qui l'a convié pour un rendez-vous. Elle a quelque chose d'important à lui expliquer.

Après une bonne heure de baignade, je décide de les rejoindre avec Gabrillian.

« Je pense que c'est du domaine de ma femme, n'est-ce pas ma chérie ? » dit Krasimir au milieu de sa conversation avec Galia.

« Pardon ? » interroge-je. « De quoi s'agit-il, je n'ai pas suivi la conversation ? »

Galia m'explique alors qu'elle avait utilisé pendant les six mois derniers une machine à bioresonance avec des effets surprenants. Galia m'explique que c'est une MLM (opportunité *Multi Level Marketing*) et j'ai des résistances avec les MLM—mais j'écoute quand même. Je réalise alors que le fonctionnement est très similaire de que ce que fait Dr Raj. Il y a aussi un programme pour des cures antiparasites, un suivi avec un docteur russe qui va venir à Chypre, et qui peut ausculter Gabrillian et créer un protocole personnalisé.

Je peux également tester Gabrillian moi-même grâce à un programme appelé "test rapide" et en quelques minutes seulement ce programme peut détecter tous les systèmes du corps qui ne fonctionnent pas bien...

Ces résultats sont précis à 95% grâce à un système électronique universel qui compare sans cesse les bases de données précédemment enregistrées par d'autres opérateurs dans le monde...

Bien que la société soit principalement basée et développée dans les pays russophones pour le moment en raison du peu d'effort sur la traduction, elle offre de grandes promesses d'expansion.

Galia continue d'essayer de me convaincre et m'offre également la possibilité de l'essayer moi-même, ne sachant pas que j'ai déjà décidé de l'acheter.

* * *

Nous arrivons à un hôtel et montons au premier étage. Gabrillian est excité. Il adore les tests.

Dr Tatiana arrive et prépare l'équipement. Elle ne parle pas anglais mais elle comprend mes questions, et Galia me traduit ses réponses.

Je lui explique le dernier diagnostique DNA de Gabrillian. Les docteurs en France ont finalement trouvé que Gabrillian aurait un SMALED (Atrophie musculaire spinale des membres inférieurs).

Tatiana commence alors à tester Gabrillian. Elle commence par le test rapide pour voir l'état général de son système. A première vue, elle m'explique que ce n'est pas une maladie génétique car son "énergie vitale" est très forte. Elle continue alors à vérifier les différents systèmes de Gabrillian grâce à une base de données de constituants chimiques. Par exemple elle compare les réactions chimiques de Gabrillian quand il est mis au contact de "ginkgo biloba" ce qui lui donne une idée de l'état de son système circulatoire. Elle m'affirme alors en voyant la couleur rouge de la case correspondante aux organes de la tête que Gabrillian ne bénéficie pas d'une bonne circulation sanguine du cerveau. Elle continue avec du Sélénium qui perturbe complètement son système hormonal, spécialement la glande thyroïde.

Elle m'explique qu'elle pose maintenant des questions au système électronique, comme par exemple : est-ce que c'est génétique ? La réponse est non. Est-ce que c'est dû aux vaccins ? Tatiana m'explique alors qu'il est positif pour le vaccin DT polio et diphtérie, et que le système lui confirme que ce serait la raison de sa dystrophie musculaire.

Elle va lui préparer pour demain matin un complexe à faire tourner pendant la nuit.

Le lendemain, elle me remet ma "Life Balance"—une machine à bioresonance portable.

J'étudie le complexe de mon fils. Il va travailler sur son foie, sa circulation cérébrale, son système nerveux...

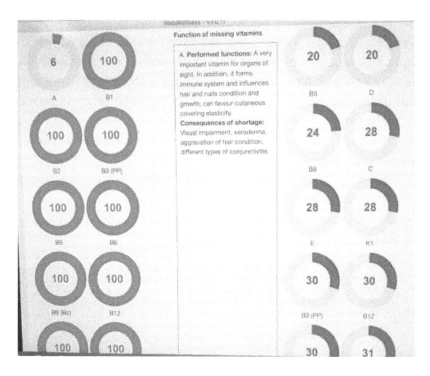

Avant (à droite) et Après (à gauche) les thérapies du niveau d'absorption des vitamines et état physiologique des organes.

* * *

27 Septembre 2019

« Gabrillian est malade, Chori » me dit Vassilis au téléphone.

« Qu'est-ce qu'il a ? Lui demandais-je.

« Il a mal à la gorge, mal à la tête, et il est très fatigué. »

« OK, amène-le-moi je vais lui faire sa thérapie, » répondis-je.

J'avais installé Gabrillian sur la machine après lui avoir donné des gouttes de frankincense (de l'encens). Je place ses pieds sur des électrodes en cuivre et je lui donne deux électrodes à tenir. J'attache autour de sa tête deux autres.

Je mets la télévision en face donc il est content parce qu'après le test rapide de moins de deux minutes, je lui fais une thérapie de

20 minutes. Ensuite, je lui fais sa Neuro Reflex Thérapie sur le visage et les pieds, et il s'endort. Enfin je lui télécharge son traitement sur sa biorésonance portable et pendant à peu près 45 minutes il la garde autour du cou. Je lui fais un test rapide pour voir comment est son système immunitaire.

Incroyable ! Le niveau de ses organes qui indiquait des critères rouges dus aux inflammations de son corps sont maintenant tous verts ! Son niveau de vitamines est passé de proche de 0% à maintenant 100% !

Je n'y croyais pas c'était tellement rapide ! Je demande à Gabrillian comment il se sent, il m'affirme qu'il va bien et me demande quand on peut aller se promener.

* * *

Pendant un mois entier, durant la longue quarantaine pour le COVID, Gabrillian n'est pas allée à sa physiothérapie habituelle deux fois par semaine. Et nous avons remarqué que sa colonne vertébrale commençait à aller plus sur le côté accentuant sa scoliose.

J'ai décidé alors d'essayer de l'aider grâce à l'une des dernières thérapies que j'ai apprise pour corriger la posture. Après juste une seule séance, les résultats ont été incroyables, toute sa colonne vertébrale est devenue plus droite, sa posture était différente, son ventre proéminent est devenu beaucoup moins accentue.

Après 3 mois, nous sommes finalement allés chez l'orthopédiste qui a confirmé que Gabrillian n'avait plus de scoliose.

C'était un grand progrès pour nous car le kinésithérapeute pouvait désormais travailler davantage son tronc et son équilibre.

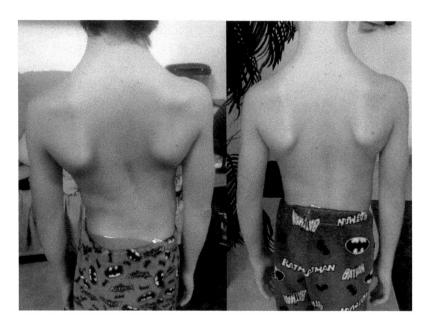

Photos "avant et après" un mois de thérapie pour la correction posturale.

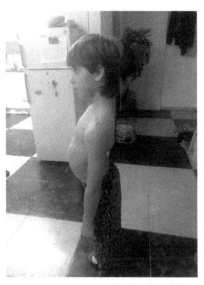
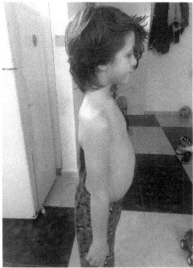

Photos "avant et après" une session de correction posturale et stimulation Pons (technique neurologique), le ventre de Gabrillian est beaucoup moins prominent et il regarde droit.

CONCLUSION

Aujourd'hui Gabrillian est un petit garçon heureux, il peut courir, marcher et sauter. Il peut se faire des copains et se faire accepter. Il est capable de suivre les leçons à l'école et apprécie vraiment les activités sportives.

Notre prochain voyage au Texas nous permettra de renforcer et régénérer les muscles de Gabrillian grâce à la machine VECTTOR du Dr Donald Rhodes.

Notre prochain projet est d'organiser à Chypre une retraite de désintoxication et réhabilitation pour les adultes et les familles avec des enfants qui ont des dystrophies musculaires.

Les familles et individus bénéficieront de tous les traitements, procédures, formations, et évaluations dont ils auront besoin pour obtenir les meilleurs résultats.

* * *

Offre Spéciale Pour Parents Et Enfants

« Retraite Détox A Chypre – 10 Jours Pour Éveiller Le Potentiel De Mon Enfant »

Comprend :
* 3 jours de formation parentale
* Tests personnalisés pour votre enfant,
* Thérapies intensives quotidiennes avec Clémentine Ynna et une équipe de spécialistes hautement qualifiés.
* Réadaptation Temprana
* Les thérapies de bio-résonance,
* Les thérapies d'acupuncture (facultatif)
* Le changement d'état d'esprit et les visualisations
* Le tai-chi
* L'exercice de respiration
* L'hébergement et un régime alimentaire spécial sont prévus.

Pour plus d'informations sur les programmes intensifs de 4 ou 10 jours, ou pour des programmes de coaching personnalisés, contactez-nous par email ou sur notre site Internet : https://www.clementineynna.org ou contact@clementineynna.org

Milton Keynes UK
Ingram Content Group UK Ltd.
UKHW050729180724
445674UK00015B/533